U0112415

超级肺活力

最高の
体調を引き出す
超肺活

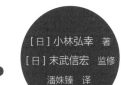

[日]小林弘幸　著

[日]末武信宏　监修

潘姝臻　译

贵州出版集团
贵州人民出版社

你的身体不适
可能是由于
肺活力下降导致的

前　言

▎ ECMO 让我们认识到肺的重要性

自新型冠状病毒感染（COVID-19）[1]疫情爆发以来，ECMO[2]逐渐被大众熟知。

新闻报道描述 ECMO 是救治重症患者的"最后一张王牌"，其实它的作用非常简单直接——在体外以人工的方式替代心肺功能，让肺部暂时休息，以便有时间恢复和进行治疗。

让我们先来了解一下 ECMO 的工作机制，在此基础之上就很容易理解肺的日常工作模式。

1　根据中国国家卫生健康委员会公告，"新型冠状病毒肺炎"现已更名为"新型冠状病毒感染"。后文简称"新冠病毒感染"。——编者注
2　体外膜肺氧合，俗称"人工心肺"。——译者注（若无特别说明，全书注释均为译者注。）

通过 ECMO 进行治疗时，首先会在患者大腿根部的静脉中插入一根粗导管，通过导管将血液从体内抽出并泵入人工肺。此时的血液中含有二氧化碳，因此呈暗红色。

输送到人工肺的血液会经历氧气和二氧化碳的"气体交换"，之后通过另一根导管输送回颈部的血管中。此时的血液因为富含氧气，所以呈鲜红色。

在此期间肺部的功能由 ECMO 代替执行，从而给肺部充足的时间进行恢复，由此挽救在普通治疗下可能会立即死亡的病人的生命。

当我还是一名外科实习医生时，我接触了 ECMO。那时最令我震惊的一点是：当血液中的气体从二氧化碳变为氧气时，血液颜色所发生的变化。

当我看到含有二氧化碳的浑浊血液通过人工肺变为明亮、健康的鲜红色血液的那一刻，我意识到肺这个器官对人体的健康有着巨大的影响。

"氧气通过血液输送到全身"这个知识点我很早就学过，然而在我亲眼看到 ECMO 的运作过程时，才深刻地理解了这句话。

▍有"肺泡"，人类才能生存

我们都知道，肺最重要的功能就是呼吸（气体交换）。

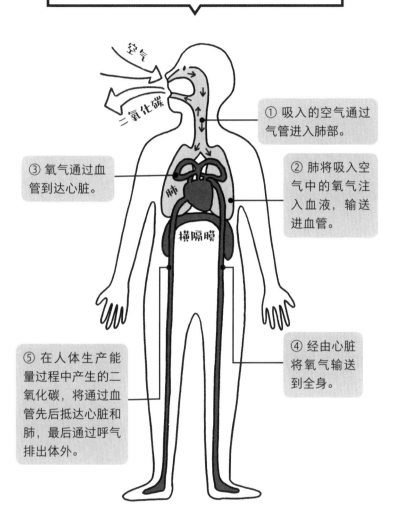

氧气和二氧化碳的气体交换机制

空气

二氧化碳

肺

横隔膜

① 吸入的空气通过气管进入肺部。

② 肺将吸入空气中的氧气注入血液，输送进血管。

③ 氧气通过血管到达心脏。

④ 经由心脏将氧气输送到全身。

⑤ 在人体生产能量过程中产生的二氧化碳，将通过血管先后抵达心脏和肺，最后通过呼气排出体外。

　　然而，人的呼吸往往都是在无意识状态下进行的，所以当我们考虑健康问题时，往往会在意饮食等方面，而忽视了呼吸。

　　人需要从食物中吸收营养物质来生存，但同样也需要通过肺部吸收氧气，否则就会死亡。呼吸时吸入的氧气与进食时吸收的营养物质一起，产生了生命存续所需的能量。因此营养物质和氧气都是维持生命的必需品。不过，一个人在没有营养摄入的情况下可以生存好几天，但如果没有吸入足够的氧气，几分钟内就会死亡。

　　尽管氧气如此重要，现在却有很多人面临着"无法吸入充足氧气"的困境。

　　氧气和二氧化碳之间的气体交换发生在位于肺部支气管末端的"肺泡"。肺泡的大小仅有0.1毫米左右，但数量却有3亿到6亿个。

　　肺泡外缠绕着丰富的毛细血管网。

　　吸气时，氧气进入肺泡中，并通过毛细血管进入血液。血液被泵送至心脏，并从心脏通过动脉输送至全身的每一根毛细血管，大约1分钟后再回流至心脏。

　　在此期间，由肠道吸收的营养物质和氧气相结合产生能量，从而激活全身细胞。在能量生产的过程中会生成二氧化碳，血液携带着二氧化碳回流至心脏。

回到心脏的血液会再次流向肺泡，在那里进行氧气和二氧化碳之间的气体交换，最后二氧化碳会随着呼气排出体外。

就像这样，呼吸过程与心脏以及血液循环有着密切的联系，因此，可以说呼吸质量会对身体的健康状态产生重大影响。

▎肺功能不良会导致免疫力低下

如果肺的功能较弱，肺泡不能获得足够的氧气，那么全身细胞都会陷入氧气不足的状态。若氧气未能输送到遍布全身的毛细血管末端，身体就会发冷或出现浮肿。而细胞缺氧最终可能会导致癌变。

如果大脑得不到充足的氧气，人的注意力就会下降，最终也可能诱发精神问题或认知障碍。

此外，如果肺泡不能吸入足够的氧气，血液中的氧气浓度就会下降，这时人体会调高呼吸频率以补偿缺失的氧气，这会导致呼吸变浅。过浅的呼吸会引起自主神经系统的功能紊乱。自主神经系统与血液循环以及肠道环境的关系密切，对全身的健康都具有重要的影响。

自主神经系统一旦紊乱，血液循环和肠道环境也会随之出现问题，存在于肠道内占总体70%的免疫细胞功能就会受到影响，最终引发血管或器官的疾病。

最终，包含肺部在内，全身的免疫力都可能会变差。

因此，为了打造一副能够抵御病毒和疾病的强壮身体，必须要从根源入手，防止肺功能"恶化"。

▌ 从40岁开始，肺功能会迅速减退

肺功能的减退是很难觉察的。我们不能因为自己还年轻或自我感觉良好而不重视肺部健康。如果出现了感冒迟迟不好、总是咳嗽、喉咙有痰、爬楼梯时感觉喘不过来气等类似症状，肺功能可能已经发生了减退。

从20岁开始，随着年龄的增长，人的肺功能就开始走下坡路。特别是有抽烟习惯的人，往往在40多岁时肺功能就会迅速减退。

肺功能减退在机体内表现为肺泡破裂或发炎，这些肺泡变得无法正常吸收氧气。如果炎症进一步加重，还可能会发展成慢性阻塞性肺疾病（后文中简称 COPD）。这种疾病一旦恶化，患者可能将终身无法离开氧气瓶。

最为骇人的是，就像脑细胞坏死后无法复原一样，肺泡一旦损伤也无法再生。

那么，面对年龄增长带来的肺功能减退，我们只能束手无策吗？

答案当然是：不！

无论处在哪个年龄阶段，肺功能都有再次提升的可能。

实际上，在临床上如果一位患者需要做肺部手术，医生会在手术前一周要求患者对肺部进行有针对性的功能锻炼。

虽然上文说到肺泡无法再生，但仍然可以通过锻炼呼吸能力，提升进入血液的氧气量。

为此我们设计了一套锻炼方法，也就是本书要讲的"肺活力训练"。

基于呼吸系统、心血管系统和自主神经系统研究而诞生的"肺活力训练"

肺位于胸廓内。

胸廓是由肋骨、胸骨以及胸椎包围而成的笼状骨架。

呼吸时，你可能感觉到肺在进行扩张和收缩的运动，但实际上肺本身并不具有这些功能。

胸廓处附着了多块可以灵活伸缩的肌肉。呼吸时，在肌肉的作用下胸廓会扩张和收缩，肺部也随之扩张和收缩。

呼吸过程中用到的肌肉主要有肋间肌、斜角肌、前锯肌、竖脊肌和横隔膜等，统称为呼吸肌（详见第134页）。

呼吸肌是人在进行深呼吸时使用到的肌肉群。因此如果一个人肺功能较弱并习惯了浅呼吸，那么他的呼吸肌群也许大多已处于僵硬、老化的状态。

即便肺泡的损伤无法复原，但仍然可以通过锻炼呼吸肌群强化肺功能。

肺活力训练可以提高每一块呼吸肌的灵活度，使胸廓能够顺利扩张，帮助人体实现缓慢的深呼吸。

这是一套基于呼吸系统、心血管系统、运动生理学、功能解剖学、自主神经系统等多学科的研究，结合多年的临床实践以及为顶尖运动员提供训练建议的经验而设计出的全新的肺功能训练方法。每一个步骤都可以有效地改善肺功能，增加进入血液中的氧气量，从而提高血氧饱合度。

具体训练方法详见本书第4章。

肺活力得到提升后，血液中的氧气含量也会提升！

为何进行肺活力训练后，血液中的氧气含量也会提升呢？

这是因为经过训练，呼吸的潮气量增加了。

潮气量指的是每次呼吸时吸入或呼出的气量。平静呼吸时，呼吸系统每次大约通过500毫升的空气。

需要注意的是，在这500毫升空气中有一部分空气不参与气体交换，因此这部分空气被称为"无效腔通气量"，其数值一般稳定在150毫升。

在解剖学中，无效腔指的是呼吸系统中不含肺泡的部分（即鼻子到支气管这部分）。在呼吸系统中，这一部分不直接参与气体交换。

换句话说，就算每次呼吸时会有500毫升的空气进出呼吸系统，但等到达肺泡时已消耗了150毫升，只有约350毫升的空气能够进行气体交换。

不过，我们可以通过增加胸腔的可活动区域使呼吸程度加深，进而增加呼吸的潮气量。

例如，当潮气量提升至1000毫升时，就算减去150毫升的无效腔通气量，仍然还会有850毫升的空气可以参与气体交换。

这种方法可以让我们在肺泡功能无法改变的情况下，通过增加潮气量来增加可参与气体交换的氧气量，最终达到提升血氧饱合度的目的。

可以说，增加潮气量相当于给人体这台电脑安装更多的CPU（中央处理器）。正如电脑的CPU个数越多，处理速度就越快，使用起来就越流畅一样。当潮气量增加，氧气进入身体也会更加顺利。即便"电脑"本身有点老，只要 CPU 是最新型号，使用起来也完全没有问题。

因此即便随着年龄的增长，肺功能会出现退化，但只要通过训练增加潮气量，吸入体内的氧气量还是会达到饱和的状态。

就像为了防止脑细胞衰退去做脑部训练一样，防止肺功能减退的肺活力训练也非常必要且有效。但事实是现在有意识地锻炼肺部的人还是很少。

因此，推荐大家都尝试一下肺活力训练。

肺活力训练能够最大限度地增加呼吸时的潮气量。具体效果可以参见第4章中几位参与者肺部年龄的变化情况。

强健肺部有利于调节自主神经系统，实现健康的良性循环！

锻炼肺功能对自主神经系统来说有着很重要的好处。

实际上，呼吸就是可以直接控制自主神经系统的为数不多的途径之一。

具体内容可以参考本书正文部分。简单来说，缓慢的深呼吸可以提升自主神经系统中用来放松身心的副交感神经的功能。与副交感神经相对的则是交感神经。现代社会人们常常由于压力大和不良生活作息而导致交感神经过度活跃，使得自主神经系统功能发生紊乱。

自主神经系统是生命支持系统，它与无法通过大脑指令来控制的血液循环、体温调节、免疫功能和内脏器官功能息息相关。

当自主神经系统紊乱时，会引发各种生活方式疾病和炎症感染。

因此，通过提高肺活力，用缓慢深长的呼吸来调节自主神经系统，不仅对呼吸系统有好处，毫无疑问对身体整体的健康也会产生积极影响。

相信到目前为止，大多数人都对自己的肺部健康毫不在意。

但自从新冠病毒感染流行以来，人们纷纷开始意识到保护肺部有多么重要。

所以，为了拥有可以抵抗病毒和细菌入侵的强大的肺，并让自己的身体处于最佳健康状态，请一定要好好阅读本书。

当肺变得更有活力时，你的人生也一定会大不相同。

小林弘幸

放任不管真的很危险！

▌"肺功能低下"的自检表

☐ 吸烟（包括有吸烟史）

☐ 患有哮喘等呼吸系统的疾病

☐ 感冒曾超过3周无法治愈

☐ 每天会咳嗽好几回

☐ 有黄痰、浓痰

☐ 呼吸时会发出呼哧呼哧、咻咻的声音

☐ 走长上坡或上楼梯时容易气短

☐ 走路时跟不上同龄人的速度

☐ 一点小事就容易生气

☐ 注意力不集中

☐ 容易感到不安或恐慌

☐ 有慢性疲劳症状

☐ 肩部僵硬或腰痛严重

☐ 受便秘困扰

☐ 睡不沉

☐ 身上容易发冷，皮肤干燥

如果符合3条以上，那么肺功能很可能已经开始减退。
快来一起提升肺活力吧！

目　录

第 2 章 | 为什么锻炼肺部能让全身恢复活力

第 3 章 ┃ 强化肺功能，打造最佳体魄

第 **4** 章 ┃ 强健肺功能的肺活力训练法

第 5 章 ｜ 从调节肠道开始，养成有益于自主神经系统的生活习惯

第 **1** 章

有活力的肺
才是解决方案

新冠病毒感染的全球爆发促使人们开始意识到肺的重要性

自首例新型冠状病毒感染确诊病例出现以来，新冠病毒感染在全球范围内爆发，时至今日人们依旧备受疫情的折磨。

疫苗的研制至少需要 1 年以上的时间，并且人们逐渐意识到疫情的防控并不能完全依赖于疫苗。

虽然新冠病毒感染的传播在某种程度上得到了控制，但也不能排除在不久的将来又有新型病毒传播的可能性，SARS 病毒[1]和 MERS 病毒[2]就是证明。

因此，每个人都有必要学习预防病毒感染的对策。

在日本国内，民众都非常配合地采取措施，防止自己和他人感染，例如佩戴口罩、严防"三密"[3]、自觉减少外出以及漱

---

1 重症急性呼吸综合征，简称 SARS。
2 中东呼吸综合征，简称 MERS。
3 即密闭空间、密集人群、密切接触。

口、洗手、消毒等。但是对于怎样能减轻感染症状以及感染后怎样能防止重症化等主动防疫措施，几乎无人关心。

众所周知，感染新冠病毒的人群中有很多是无症状或症状很轻的感染者。而当感染者是基础疾病患者或老年人时，发展成重症的风险往往较高。

之所以这类病患更有可能发展成重症，是因为这类人群的免疫力较低。换句话说，如果免疫系统强大、身体健康，即使感染了病毒，重症化的风险也极低。

那么，怎样能提高免疫力呢？

答案就是：锻炼肺部！

本书蕴含了我30多年来研究自主神经系统的心血。我希望通过这本书让大家明白，进行肺功能的锻炼在提高免疫力、预防包含新冠病毒感染在内的种种疾病以及造就强健体魄等方面，发挥着重大作用。

▌了解维持生命的核心器官——肺

锻炼肺功能有益身体健康。

为了进一步理解这件事，让我们先看一看肺在人体内到底发挥着什么样的作用吧。

无论是人类还是动物，为了生存，能量是不可或缺的。

如果不从食物中获取营养，我们是无法生存下去的。而把食物从口中吞咽下去进入胃的过程中，食物会被唾液和消化液分解成为更易被人体吸收的葡萄糖等营养物质，最终在肠道内吸收进入血液。

不过，吸收进身体的营养物质并不能直接转化成能量。

营养物质只有在和通过呼吸吸入的氧气结合后，人体才能制造出能量。

因此，负责吸收营养物质的"肠道"和负责吸入氧气的"肺"是维持生命的核心器官。

▌因为有"肺泡",我们才能呼吸

呼吸时,空气从鼻或嘴进入,通过喉咙(咽部)和声带所在的喉头,进入气管。在喉头的入口处有一个像小盖子一样的部位叫作会厌,它在吞咽食物时会自动关闭,防止食物和饮料进入气管。

气管向左侧和右侧分支形成支气管,分别与左肺和右肺相连。左右支气管再进一步分支,最终形成直径约0.5毫米粗的支气管。气管整体上类似于一棵倒立的树,因此又被称为"支气管树"。

在支气管分支末端处形成的结构叫"肺泡"。肺泡的直径仅有约0.1毫米,但正常人肺部的肺泡数量却有3亿至6亿个之多。

肺泡非常重要。

肺泡被毛细血管网所包围。流经全身的血液在通过心脏后抵达肺泡,在这里排出二氧化碳。与此同时,肺泡中的氧气进入血液。

这就是我们平时在无意识状态下进行的"呼吸"(气体交换)的工作机制。

通过这种方式,氧气进入血液,并与肠道吸收的营养物质相结合,最后生产出生命活动必需的能量。

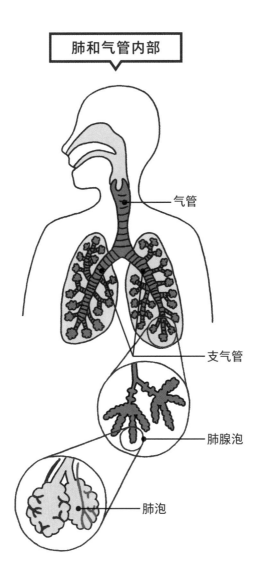

肺和气管内部

气管

支气管

肺腺泡

肺泡

肺和心血管的健康紧密相关

一个健康的成年人每次大约吸入 500 毫升空气，其中有大约 350 毫升在肺泡处进入血液。

然而，当出现了肺泡破裂等导致肺功能减退的情况时，从肺泡进入血液的氧气量就会减少。这会使大脑误以为输送氧气的血液量不足，于是会命令心脏泵送更多的血液。结果心脏和血管承受了更多压力，有可能导致肺以外的其他器官出现问题。

比如"肺动脉高压"就是会引发的疾病之一。由于种种原因，连接心肺的血管变细，使血流受阻，心脏负担加重，最后全身的血流状况都会出现问题。最开始时，会出现运动时呼吸困难、容易疲惫、胸口痛、心悸、食欲不振以及身体浮肿等症状，若后期病情恶化可能会发生心力衰竭。

因此，肺不仅仅是氧气和二氧化碳进行气体交换的场所，它与心脏和全身血管的健康也密切相关。如果你最近时常感到喘不上来气，那就应该开始有意识地锻炼肺部了。

肺的衰弱容易引发免疫系统问题

一个成年人每天要吸入大约2万升空气，总重量超过20千克。空气中飘浮着各种对身体有害的物质，其中有颗粒较大的沙土、灰尘、霉菌，也有颗粒较小的细菌、病毒等病原体。

日常生活中，这些微粒和病原体常常会通过口鼻进入我们的气管中。试想一下，直径只有3微米到5微米的极小微粒都能轻松进入我们的肺部，那对于直径在0.05微米到0.2微米之间的新冠病毒来说岂不是轻而易举。

不过，一个健康机体的呼吸系统具备一整套防御机制，能够避免病原体入侵，保护机体。这就是"纤毛运动"——鼻腔内突起的纤毛通过高速摆动来防御异物入侵。

纤毛以每分钟超过1000次的频率快速摆动，使覆盖在气管内部的黏膜层运动起来。这种运动使病毒等病原体在入侵气管时就会被黏膜层捕获，之后随着咳嗽进入口腔，最终被吞入食道。

即便病毒入侵到肺泡也不用担心，因为在肺泡表面，免疫细胞之一的"肺泡巨噬细胞"已经等候多时。肺泡巨噬细胞可以把病原体杀死、吞噬并消化，非常可靠。

如果肺部受到严重损害，免疫系统还会立刻召集在血液中巡逻的其他免疫细胞，组成"抗疫小队"一起对抗病原体。

为了维持肺部免疫系统的正常运转，不仅要提高全身免疫力，还要注意保持肺这个部位的健康。

如果出现了诸如肺泡破裂等肺部疾病，肺部自身的免疫系统就会发生功能失常，最后可能面临在感染病毒后发展成重症的风险。

肺的衰弱从20岁开始，肺泡一旦损伤则无法再生

　　如果一个人出现了感冒迟迟不好、喉咙里总是有痰、咳嗽、爬楼梯时气短等类似症状，那么他的肺部很可能已经出现问题。一旦出现这些症状就说明肺功能已经开始减退，需要尽早采取措施，防止进一步恶化。

　　随着年龄的增长，在20岁到30岁期间，肺的活力就开始走下坡路了。如果是有吸烟习惯的人群，可能从40岁开始肺功能就会急速减退。

　　这是因为气管和肺泡产生了炎症。而肺泡一旦发炎，就无法正常吸收氧气，这也是出现气短症状的主要原因。当炎症加重，也可能会出现COPD。

有近530万潜在患者的可怕肺病

　　COPD初期可能表现为运动时呼吸困难、慢性咳嗽等症

状。但随着病情发展，即使是日常穿脱衣服或泡澡时都可能会出现喘不上气的情况，一旦发展为重症，就会一天24小时都无法离开氧气泵。

肺部炎症容易导致病毒感染、肺炎、过敏症状的恶性循环，加重肺部损害。COPD也是导致新冠病毒感染重症化风险升高的基础疾患之一，而且这种影响是不分年龄的。

此外，在因为感染肺炎而失去生命的人群当中，很多病例都是由COPD发展成肺炎的。在这一过程中，患者会感觉虽然在呼吸，但氧气无法进入肺部，越是努力呼吸越是难受，甚至有人形容这感觉"就像溺水一样无法呼吸，非常痛苦"。

而COPD真正的可怕之处在于，即使没有出现呼吸功能减退的症状，患者也会无意识地减少运动量，使得出现糖尿病和动脉硬化等生活方式类疾病的风险增加。

▍锻炼肺部，延缓呼吸功能的减退

据悉，在有吸烟史的人群中约15%会患上COPD。而最新的调查显示，即便没有吸烟史的人同样也有可能患上COPD。根据估算，日本每年有20多万人因为COPD而接受治疗，但潜在的病人数量据说超过530万。

有以下情况的人要特别注意：

☐ 吸烟（包括有吸烟史）

☐ 患有哮喘等呼吸系统疾病

☐ 感冒超过 3 周无法痊愈

☐ 每天会咳嗽好几回

☐ 有黄痰、浓痰

☐ 呼吸时会发出呼哧呼哧、咻咻的声音

☐ 走长上坡或上楼梯时容易气短

☐ 走路时跟不上同龄人的速度

肺泡一旦损伤则无法再生，而且人一旦过了 20 岁，呼吸功能就必然会开始减弱。不过通过日常锻炼肺部，可以延缓呼吸功能的减退。对于吸烟者来说，越早戒烟，呼吸功能下降的速度也会越慢。

ECMO 的作用是在体外代替肺部进行气体交换

前言里提到，新冠病毒感染的流行让大众开始了解 ECMO。在新闻中常被介绍为"人工心肺装置"的 ECMO 其实是 Extracorporeal Membrane Oxygenation（体外膜肺氧合）的缩写，指的是用来替代心肺功能的装置或治疗技术。

当新冠病毒感染者的病情发展为重症时，患者会由于严重的肺部炎症而无法呼吸，这时候就要用人工呼吸机将高浓度的氧气强制输送到肺泡中，来辅助患者呼吸。

但是当肺炎进一步恶化，肺泡的持续性损伤就会导致身体无法获得足够的氧气。

这时 ECMO 就会派上用场。ECMO 的作用是在体外通过人工替代肺功能的方式，让肺部暂时休息以便有时间进行恢复和治疗。

因此，可以说 ECMO 是辅助人体呼吸和循环的一种"终极对症治疗"，但并非根治疾病的方法。

对于普通治疗毫无效果或者内脏器官发生了不可逆的损伤的患者来说，ECMO可以帮他们争取宝贵的时间来接受治疗和休养恢复。

▎通过 ECMO 了解肺泡的工作机制

正如下页图中所示，用 ECMO 进行治疗时，首先需要将一根粗导管插入患者的大腿根部静脉，从体内抽取血液，接着通过离心泵将抽取出的血液泵入人工肺。

泵入人工肺的血液开始进行氧气和二氧化碳的气体交换，最终通过导管输送回患者的颈部静脉。

人工肺其实和肺泡的工作原理一致。在人工肺的内部有很多导管，这些导管中流动着高压氧，氧气融合到血液中，同时血液中的二氧化碳流向管道另一侧。因此 ECMO 用一整套完全相同的工作机制替代了肺泡。

目前，在日本全国范围内配置了大约 2200 台 ECMO 设备，然而能够熟练使用 ECMO 的医护人员数量却较为稀少。这是因为在新冠病毒感染传播之前，即使在规模较大的医院，每年也只有 2～3 个使用 ECMO 的病例，然而医护人员能够熟练掌握其使用方法却要花费 10 年以上的时间。所以眼下增加精通

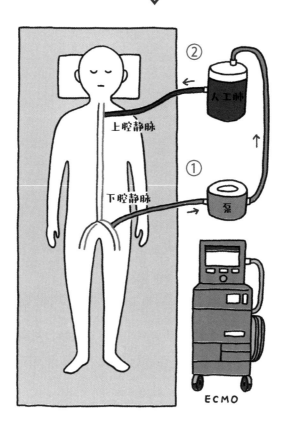

ECMO 的工作机制

① 在大腿静脉处插入导管，取出血液。
② 人工肺将注入氧气的血液通过导管输送回颈部静脉。

ECMO 的医护人员数量是拯救重症患者的关键一环。

　　尽管 ECMO 的功能确实令人惊叹，但我们的肺部天生就具备这些功能，因此我希望更多的人能够意识到保护肺部健康才是最重要的。

在死亡面前发出的感叹：能够呼吸真的很幸福

说起来，曾经有一件事让我深刻意识到肺和呼吸的重要性。

我在50多岁时，曾因呼吸困难而濒临死亡。

有一天，我突然开始不停地咳嗽，无法正常呼吸。每隔一小时左右就会咳嗽一阵，吸气和呼气都变得异常困难。后来由于咳得太严重，以至于腹部的肌肉开始出血。

我以为自己得了哮喘，正好当时又被派到纽约出差，于是就带着各种药物去了美国。结果当我抵达纽约时，症状又加重了，不仅咳嗽没有好，甚至出现了数十秒无法呼吸的糟糕情况。

当人无法呼吸时，时间会变得无比漫长。我设法保持镇定，并不停地告诉自己："没关系，马上就会好的。"但"死亡"这个词却一直在我脑海中闪现。几十秒后，我又能呼吸了，但这种濒死体验在一周内每隔几个小时就会发生一次。

▌ 肺部疾病的痛苦难以想象

发生在我身上的这个疾病叫作"急性会厌炎"。如前所述，这种病容易使人窒息，因为平时用来阻止食物进入气管的会厌部位在发病后急速肿胀，堵塞了呼吸道。

之后经过适当的治疗，我的症状已经有所缓解，但那次意外的濒死体验让我意识到，能够呼吸是多么幸运。

当一个人患上 COPD 或肺炎等呼吸系统的疾病时，其痛苦程度简直无法形容。不过，因为肺功能减退几乎没有任何症状，所以大部分人都会感觉自己是"意外患病"。

在前文中，我频繁地提到肺泡一旦破裂就不能再生。所以，就算是为了避免体验这种无法呼吸的痛苦，从现在开始就认真地保护肺部吧。

肺功能减退引发的疾病和失调

　　下面总结一下肺功能减退时患病风险会增加的疾病。

　　肺功能减退可能会引发 COPD。肺泡破裂导致氧气无法进入血液，当病情恶化时只能依赖氧气瓶生存。肺部免疫力减弱也会大大增加肺炎的患病概率，甚至可能危及生命。

　　即使没有引发 COPD，肺功能减退也会导致免疫力低下，从而加大因病毒或细菌感染而引发肺炎的风险。比如在老年群体中吸入性肺炎患病率不断上升，其原因之一就是肺功能的减退。

　　肺功能下降不仅仅会引发肺部疾病，还会使人体的整体健康状况恶化。当血液中的氧气含量过低时，大脑会试图通过给心脏施压来增加泵出的血液量。因此，心脏和血管的负担加重，也可能会导致心血管方面的疾病。

　　研究表明新冠病毒感染会给身体多部位留下后遗症，这其实属于意料之中。因为当肺部受损时，血液所流经的人体各处细胞都会受到某种程度的影响。

▎某些身体不适的根源可能在于肺功能减退

比如，有些人会时常感到身上发冷或皮肤干燥，或许是因为毛细血管没能获得充足的氧气，致使细胞的能量匮乏。

此外，有慢性疲劳症状的人也可能是因为大脑缺氧或血流不足，导致疲劳物质在体内堆积。

像这种有些反常但又不至于去医院就诊的"不适感"，很多都是由于肺功能减退导致进入血液的氧气匮乏所引起的。但是千万不要对这些不适放任不管，否则很可能会发展到无法挽回的地步。

当肺变得衰弱时，人会在不知不觉中进入"浅呼吸"的状态。浅呼吸会破坏自主神经系统的功能协调，引发种种内脏器官、血管以及精神方面的问题。因此，为了调节自主神经系统的良好状态，也要重视肺部锻炼。

如果忽视肺部健康，长此以往，人体的整体健康状况都会恶化。因此一定要尽早开始锻炼肺部。

怎样才能"锻炼肺部"

虽然说是"锻炼肺部"，但其实我们并不能直接锻炼肺部本身。

如前所述，肺泡一旦受损，依靠现代医学技术是无法让其复原的。

因此肺活力训练指的是通过有效利用现有的肺泡，使进入血液的氧气量最大化。哪怕肺泡数量和功能不变，也可以通过提高呼吸质量来增加进入血液的氧气量。

为了让大家充分理解这件事，下面将从功能解剖学和运动生理学两个角度出发，看一看我们平时是怎样呼吸的。

肺和心脏一样，位于由肋骨、胸骨以及胸椎所组成的笼状骨架内部，即胸廓内部。

肺部本身并没有扩张或收缩的功能。

当附着在胸廓上的多条呼吸肌运动时，会带动胸廓扩张和收缩，同时肺部就会随之扩张和收缩。

此处提到的呼吸肌包括斜角肌、肋间肌、前锯肌、竖脊肌和横隔膜等。

斜角肌位于胸廓上部，肋间肌位于胸骨的前部，前锯肌位于胸廓的侧面，竖脊肌位于胸廓的后部。它们各司其职，协助胸廓进行扩张运动。

而横隔膜是位于胸廓底部的一层筋膜，将胸腔和腹腔分开。

当这些肌肉灵活运动时，胸廓的可活动范围就会增加，更多的空气因此得以进入肺部。

▎锻炼肺部 = 提高呼吸肌群的灵活度

吸气时，胸部的呼吸肌群拉伸，横隔膜收缩并下降。此时肺部跟随着横隔膜的运动开始扩张，接着空气进入扩张的肺部。

呼气时，胸部的呼吸肌群收缩，横隔膜伸展并上升。此时肺部跟随着横隔膜的升高体积缩小，肺部的空气被向外挤出。

如上所述，跟随着横隔膜和其他呼吸肌的收缩和扩张运动，肺部也随之吸入和排出空气。

因此，锻炼肺部实际上指的是提升呼吸肌群的灵活性，使胸廓能够顺利地扩张。

当胸廓运动变得更加顺利时，就可以实现平稳而深长的呼吸了。

这样一来，进入肺泡的氧气量也会增加。

提高潮气量，氧气的吸入效率就会提高

随着年龄的增长，呼吸肌群的灵活性会逐渐降低。

当呼吸肌群的灵活性变差时，呼吸频率会在不知不觉中增加，人就会进入浅呼吸状态。

呼吸肌群只有在缓慢地深呼吸这个过程中才会发挥作用。

因此，当一个人习惯了浅呼吸时，呼吸肌群的功能将会不断衰退。

同时，这种衰退也会导致肺泡吸收氧气能力的下降。

不光是肺泡，如果呼吸肌群变弱，那么到达肺泡的氧气量会更少，从肺泡进入血液的氧气量也会减少，在这两方面的共同影响下，最终血氧饱合度就会降低。

不过，如果通过锻炼强化了呼吸肌群的灵活性，就可以提高每次呼吸时抵达肺泡的氧气量。

医学上将每次呼吸时吸入的气量称为"潮气量"。

一个人在平静呼吸时的潮气量约为500毫升。也就是说这么多空气会进入呼吸系统后再被呼出。不过其中有大约150毫升的气体并不参与气体交换，最后会随着二氧化碳一起被呼出体外。这部分空气因为和人体内的气体交换无关，因此被称为"无效腔通气量"，并且无论怎样用力呼吸，这个数值通常都保持在150毫升左右。

也就是说正常人在平静呼吸时，每次吸入肺泡的空气气量大约是350毫升。

▍肺泡破裂会导致无效腔通气量增加

此处说的无效腔[1]，指的是从鼻腔到肺部终末细支气管的这部分呼吸道。因为这部分呼吸道内没有肺泡，所以不能进行气体交换。

虽然前文提到一般情况下无效腔通气量约为150毫升，但这是针对肺泡状况健康的成年人而言的。

若是肺泡损伤，无效腔通气量就会增加。

当包裹着肺泡的毛细血管中的血流量减少或极低时，哪怕氧气已经到达肺泡，也不能进入血液，也就是说这时肺泡已经

1　准确来说是指解剖无效腔，与后文的肺泡无效腔相对。

无法进行气体交换了。所以出现 COPD 等肺部疾病或疑似症状时，一定要尽早关注自身情况。否则当肺泡无效腔[1]通气量增加时，人就会逐渐无法正常吸入氧气。

这也是为什么必须尽早恢复呼吸肌群的灵活性。

▌如何增加抵达肺泡的氧气量

当呼吸肌群恢复了应有的灵活性，进行缓慢的深呼吸时潮气量就会增加。假设潮气量增加至1000毫升，那么即使减去150毫升的无效腔通气量，也还会有多达850毫升的空气能够抵达肺泡。

这一点至关重要。因为即便不能增加肺泡数量，但依旧可以通过增加潮气量来使充足的氧气进入血液。

打个比方，当你最近呼吸时感到气短或呼吸变浅，就可以通过锻炼来提高呼吸肌群的灵活性，这样一来充足的氧气进入体内，可以弥补因肺泡老化所损失的那部分氧气。

本书第4章中的肺活力训练将分别针对后斜角肌、肋间

1　进入肺泡的气体会因血流在肺内分布不均，导致一部分不能参与血液的氧气交换，这一部分肺泡容量称为肺泡无效腔。

肌、前锯肌、菱形肌等肌肉进行讲解，综合锻炼胸部的呼吸肌群，提高整体的灵活性。通过这样的方式，让呼吸时胸廓能轻松地向四周扩张，于是缓慢的深呼吸自然也不在话下。

肌肉锻炼是没有年龄上限的，无论处在什么年龄段，肺活力训练都会有效果。

吸烟会导致无效腔通气量增加

日本国立癌症研究中心的调查显示，在日本，成年男性的吸烟率为29.0%，成年女性为8.1%。虽然该数据在逐年下降，但就目前来看，每3个成年男性中就有1人吸烟。

说到和吸烟有关的疾病，大多数人首先想到的就是"肺癌"。

但实际上肺癌只是冰山一角罢了。

吸烟习惯容易引发以及发展成重症的疾病不胜枚举，例如COPD、口腔癌、喉癌、食道癌、心肌梗死、脑梗死、蛛网膜下腔出血等。

即使是吸烟人群，只要能充分利用正常肺泡，一切都还来得及

香烟的烟雾中含有数千种化学物质，其中包括尼古丁和焦

油等数百种有害物质。长期吸入有害物质会导致支气管发炎和
肺泡损伤。正常人的肺部约有3亿至6亿个肺泡，这些肺泡紧
密地聚集在一起，彼此之间没有缝隙。而当肺泡遭到破坏后，
无效腔的容积增加，肺泡之间的空间也会增大。这意味着可用
于气体交换的肺泡数量减少，大大增加了患上COPD、血管和
心脏相关疾病的风险。

为了避免这种情况，首先当然是建议戒烟，但同时也要注
重充分利用剩余的正常肺泡。因为即使一个人有吸烟史，他的
肺泡也并非全军覆没。通过锻炼肺部来增加潮气量，即增加正
常肺泡的摄氧量，也能让身体摄取足够的氧气从而弥补因吸烟
而增加的无效腔通气量。

肺活力训练就能帮助实现这一目标。

鼻呼吸能降低病毒感染率

这里再给大家提供一个提高呼吸质量的建议。

那就是呼吸时，鼻呼吸比口呼吸更有益于健康。

如果用嘴呼吸，冷空气会直接进入肺部，可能会引发肺部的疼痛。

而如果用鼻子呼吸，冷空气通过鼻黏膜后会变得温暖，最后到达肺泡的就是暖空气。

此外，鼻毛还能够起到过滤器的作用，过滤掉空气中的细菌和病毒，最后只让干净的空气输送到呼吸道和肺部。

与此相对，口呼吸则是将充满病毒和细菌的空气直接送入呼吸道和肺中。

有百害而无一利的口呼吸

口呼吸的坏处不仅限于此。

人的口腔中大约有700种细菌，总数量在1000亿至6000亿个。

要想防止口腔中的细菌增加，重点在于要维持一定的唾液量。如果用嘴呼吸，口腔就会变干，唾液量随之减少，细菌开始迅速繁殖。这样一来不仅容易患上牙周病和蛀牙，其他相关疾病的患病风险也会急剧增加。因此，为了尽可能保持良好的口腔环境，最好使用鼻子呼吸。

从预防病毒感染的角度来看，也应该避免口呼吸。因为用嘴巴呼吸的人，咽部和呼吸道通常很干燥，这会削弱由纤毛和黏膜组成的防御系统，因而更容易患上流感或感冒等传染性疾病。

虽然目前医学上并不能证明口呼吸和新冠病毒感染之间是否有直接关系，但有观点认为新冠病毒感染和流感病毒一样，会因为口呼吸而提高感染风险。

即便佩戴口罩，也会有少量病毒进入口罩内部，所以这时更要注意使用鼻呼吸。

2020年10月，东京大学医学研究所对活体新冠病毒穿透防护口罩的情况进行了实验调查。结果发现，新冠病毒穿透了大约21%的医用N95口罩、53%的普通外科口罩和83%的布质口罩。

由此可见，佩戴外科口罩是防止病毒感染非常好的选择。尽管仍有风险，但毕竟能够抵挡一半的细菌和病毒。不管如何，放弃口呼吸，采取鼻呼吸才是上上策。

习惯鼻呼吸能提高免疫力

鼻呼吸还具备口呼吸所没有的其他益处。

鼻内的鼻窦处会产生一氧化氮，当人用鼻子呼吸时，一氧化氮就会和氧气一起吸入肺部。

瑞典卡罗林斯卡学院的约翰·伦德贝里（Johan Lundberg）等研究者在一项研究中发现，一氧化氮可以提高肺泡处血液的氧气摄入量，所以，鼻呼吸的氧气吸收效率要高于口呼吸。

此外，诺贝尔生理学或医学奖得主罗伯特·佛契哥特（Robert Francis Furchgott）的研究小组还发现，一氧化氮与血液循环乃至免疫系统的健康也有着很大的联系。他们发现，鼻呼吸时与氧气一起进入血液的一氧化氮能够扩张血管，促进全身的血液循环。

同时，一氧化氮在抵御入侵身体的病毒和细菌方面也发挥着重要的免疫作用。

▍通过深呼吸的方式掌握鼻呼吸

与鼻呼吸相反，口呼吸无法将一氧化氮吸入肺中。

看到这里，你可能会想：只要改用鼻子呼吸就能轻松获得健康，那么习惯口呼吸的人只要改为鼻呼吸就好了。但是，习惯于口呼吸的人，往往肺功能也会比较差，光靠鼻子不能获得足够的空气，最终可能还会用嘴巴来呼吸。

因此，这类人应该尝试通过做肺活力训练，放松呼吸肌群并努力掌握深呼吸的方法。当习惯了缓慢深长的呼吸后，也就自然而然能学会用鼻子呼吸了。现在就开始试试看吧！

自主神经系统的协调状态决定着人体的健康

肺功能和自主神经系统功能的协调状态密切相关。

下面，让我们深入了解一下自主神经系统。

首先，究竟什么是"神经"？

神经是一条"信息通道"，连接着我们的大脑和身体。

举例来说，当我们的手碰触到热水壶的时候，那一瞬间神经就会向大脑传达"好烫"的信息。大脑识别后，脑部神经会将信息传递给肌肉，让它"放下你的手指"，最终指头就会离开水壶。

如此一来，神经起到了"传递信息"的作用，让大脑和身体之间的交流变得更加顺畅。

神经可以分为两大类：中枢神经和周围神经。中枢神经是指大脑本身，以及与大脑相连的脊髓。周围神经与中枢神经相连并遍布于全身各处。而周围神经又分为躯体神经和自主神经。

躯体神经将全身的感觉传递给大脑（感觉神经），接着接受大脑的指令，控制四肢肌肉的运动（运动神经）。人之所以会感到水壶很烫并移开手指，就是因为躯体神经在发挥作用。也就是说，躯体神经负责人体有意识参与的行为。

那么，什么是"自主神经系统"？

自主神经系统负责调控那些不受人意识所控制的器官及功能。比如心脏、肠、肺等器官都可以不依赖于人的意愿而"动起来"。

而这些器官之所以能正常运转，正是依靠自主神经系统。

此外，自主神经系统还与呼吸、血液循环、体温调节、消化吸收、免疫、代谢、内分泌等多项机体功能的正常运转密切相关。

人体的生命存续离不开自主神经系统。如果自主神经系统停止工作，人的身心都将无法适应外部环境的变化，很快就会死亡。

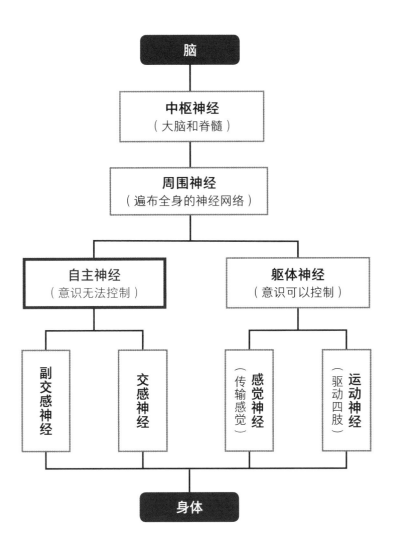

目标：让交感神经和副交感神经都保持活跃状态

自主神经系统是由"交感神经系统"和"副交感神经系统"组成的，二者相互拮抗，保持着协调工作的状态。

这两个系统就像是汽车的油门和刹车。当身心处于亢奋状态时，交感神经系统占据主导地位，相当于踩着油门；当身心处于放松状态时，副交感神经系统占据主导地位，相当于踩了刹车。

在一天中，从早上醒来开始的整个白天，交感神经系统都占据着主导地位；而夜幕降临后的整个夜晚，副交感神经系统则会占据主导地位。

如果交感神经系统的活跃度在白天达到10，而副交感神经系统在晚上也能达到10，这就说明二者处在一个理想的平衡状态，对健康最为有益。

自主神经系统的状态可分为以下4种。

① 交感神经和副交感神经都处于活跃状态。

② 交感神经兴奋，副交感神经过度衰弱。

③ 交感神经衰弱，副交感神经过度兴奋。

④ 交感神经和副交感神经都处于衰弱状态。

其中，最理想的状态是①。

然而，现在有很多人因为压力和生活不规律，导致白天时交感神经系统异常兴奋，而到了晚上副交感神经系统依然处于不活跃的状态（即②）。

处于③的状态时，人容易出现血液流动性差、抑郁倾向以及全身乏力等症状。

如果自主神经系统处在②和③这类功能紊乱的状况中，患者就很有可能会在呼吸、血液循环、体温调节、消化吸收、免疫、代谢、内分泌等方面出现异常。

在第④种状态中，虽然两个系统的功能没有出现紊乱，但实际上自主神经系统已经开始衰退，这也是处在这种状态中的人感到异常疲惫的原因。

换句话说，为了使身体正常运转，要同时保证交感神经和副交感神经的活跃度。

就像为了安全驾驶，就必须保证油门和刹车都能正常工作

交感神经和副交感神经的昼夜节律

现代社会的人常出现的自主神经系统失调

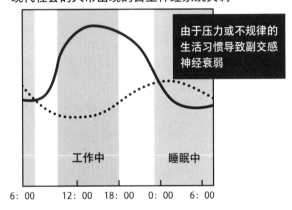

由于压力或不规律的生活习惯导致副交感神经衰弱

工作中　睡眠中

6：00　12：00　18：00　0：00　6：00

理想的自主神经系统协调状态

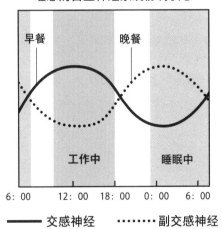

早餐　晚餐

工作中　睡眠中

6：00　12：00　18：00　0：00　6：00

———— 交感神经　········ 副交感神经

一样。同理，为了身体健康就需要交感神经和副交感神经都能正常工作。

如果最近你时常感觉到烦躁易怒，那么有可能是副交感神经出现了问题。自主神经系统的功能紊乱不仅会影响人的精神状态，而且会导致人体各部位的健康状态恶化，因此要多加注意。

锻炼肺功能来调节自主神经系统

理解了自主神经系统协调工作的重要意义，让我们重新回到"肺"这一话题。

呼吸过程是由肺控制的，一个人每天会呼吸超过2万次。

实际上，呼吸本身就是一种可以直接控制自主神经系统的途径。

如前所述，呼吸是由自主神经系统控制的。这也是人在睡眠时即便没有自主意识却还能呼吸的原因。

并且，不同于人体内血液循环、体温调节、免疫功能、消化吸收等无法通过意识控制的功能，呼吸的质量可以有意识地改变。

这一点非常关键。

横隔膜的周围密布着自主神经，因此人可以在无意识的情况下让横隔膜上下运动，进行呼吸。

当人进行缓慢的深呼吸时，横隔膜会更明显地上下大幅度运动。

横隔膜的运动幅度越大，副交感神经系统功能的活跃性就越高。反之，如果进行快速的浅呼吸，则会使副交感神经系统的功能保持在较低水平。

也就是说，如果将常规呼吸变为缓慢的深呼吸，会使副交感神经的功能增强，从而改善自主神经系统的平衡。

此外，在包裹肺的胸腔内有一处颈动脉窦。呼吸时，呼气时间越长，颈动脉窦承受的压力就越大。

从专业角度来说，颈动脉窦控制着静脉中的血流量，受压时间越长（呼气的时间），静脉的血流量就会越多，副交感神经系统也会更活跃。

换句话说，进行缓慢的深呼吸以及延长呼气时间是提高副交感神经系统活跃度的最有效方法。

坚持肺活力训练能够有效恢复呼吸肌群的灵活性，自然而然也就能习惯深呼吸了。这样一来，最终可以更高效地帮助自主神经系统调节其功能，使其达到平衡。

另外，进行深呼吸时肺泡也会吸入大量的氧气，这能让肺部本身的功能得到恢复。当肺部的免疫功能提高时，就能预防炎症感染和肺炎。

当然，肺活力训练对健康的好处并不局限于肺部。

随着肺功能得到恢复，深呼吸成为习惯，自主神经系统功能的协调性得到调节，除了可以提高人体免疫力，还会对全身产生各种积极影响。

这一点将在之后的章节中详细讨论。

第 **2** 章

为什么锻炼肺部
能让全身恢复活力

什么是"免疫力"

肺部锻炼不仅能够训练肺的呼吸能力，还对人的整体健康状态有益。

这是因为这个过程可以调节自主神经系统的平衡，提升机体免疫力。

因此，本章将围绕自主神经系统和免疫力等内容展开话题。

无论是新型冠状病毒还是流感等各种类型的感冒，都是通过飞沫传播和接触传播传染给他人的。当不小心吸入了含有病毒的飞沫，或是双手接触病毒之后带入口中，抑或是吃了沾带病毒的食物，病毒就会通过咽喉到达被传染者的气管黏膜或肠黏膜。

不过，至此被传染者还并未感染病毒。只有当病毒"入侵"细胞内部后，感染阶段才算最终完成。

在此期间保护细胞以避免病毒入侵的，就是各种各样的免疫细胞。

免疫细胞会顺着血液和淋巴液流经人体的各个部位，不间断地巡逻检查是否有病毒等病原体入侵机体内部。在巡逻中如果发现了病毒，先天免疫系统（包含中性粒细胞、巨噬细胞、自然杀伤细胞）和后天免疫系统（包含树突状细胞、辅助性 T 细胞、B 细胞、细胞毒性 T 淋巴细胞、调节性 T 细胞）就会形成两道防护墙，先后展开防卫、进攻。

这时，免疫细胞们会各自释放出一种叫作"细胞因子"的物质，来激发其他免疫细胞的活性，合力对病毒发起进攻。

良好免疫力源于免疫细胞之间的通力合作

最先对病毒发起进攻的是先天免疫系统。即使面对的是陌生病毒，先天免疫系统也会果断展开进攻。在掌握了病毒信息后，紧随其后的后天免疫系统会着手分析，并加强攻势进行下一步的有效攻击。

在此期间，"辅助性 T 细胞"会肩负起后天免疫系统指挥官的重任。

获得病毒信息后，辅助性 T 细胞会释放出细胞因子来给 B

细胞发出信号：产生抗体。抗体可以附着在病毒表面，束缚病毒的运动。接着巨噬细胞等先天免疫系统的细胞就会破坏、吞噬病毒。

此外，辅助性 T 细胞会通过细胞因子给细胞毒性 T 淋巴细胞释放信号，处理已被感染的细胞，阻止病毒的繁殖。

包含 B 细胞和细胞毒性 T 淋巴细胞在内，一部分细胞会保留之前处理过的病毒，并将信息一直存储在机体中。因此，当之后再次遇到相同的病毒时，B 细胞就会立刻生产出抗体，交由细胞毒性 T 淋巴细胞将感染病毒的细胞处理掉。由此一来，便形成了感染早期的防御机制。

如上所述，免疫细胞之间就是这样通力合作来对抗病毒的。

而只有当这种合作能够顺利进行时，机体才会具有高水平的免疫力。

和病毒作战的免疫细胞

先天免疫系统
（最先攻击病毒）

自然杀伤细胞	巨噬细胞	中性粒细胞
一旦发现异常，会首先独自攻击病毒。	吞噬并消化人体内的变性物质和细菌等异物。	吞噬并消灭入侵人体的细菌和真菌。

后天免疫系统
（分析先天免疫系统获得的信息并进一步展开攻势）

树突状细胞	辅助性 T 细胞	B 细胞
负责将进入体内的异物特征传递给其他免疫细胞。	免疫系统的指挥官，负责获取病毒信息，下达作战指令。	负责产生抗体，从而清除入侵体内的病原体。

细胞毒性 T 淋巴细胞	调节性 T 细胞
识别并破坏变异细胞（又称杀手 T 细胞）。	抑制免疫应答，防止免疫功能紊乱。

免疫细胞失控——细胞因子风暴

如前所述，当免疫细胞之间通力合作对抗病毒时会释放出一种叫细胞因子的物质。

细胞因子具有很多功能，比如激发免疫细胞活性，召集免疫细胞，使受感染细胞产生炎症，增加血流量以聚集更多免疫细胞，等等。

不过需要注意的是，如果释放出的细胞因子数量过多，会使免疫细胞活性过强而失去控制，或是导致细胞过度发炎。

失控的 B 细胞和细胞毒性 T 淋巴细胞会对病毒展开无休止的攻击，最后会伤及机体自身细胞，并产生不必要的抗体。而此时免疫细胞并不能发现伤害机体的是"自己人"，因此会继续对"自己人"展开攻势。

这种免疫细胞失控的情况就被称为"细胞因子风暴"。

实际上，在感染新型冠状病毒并发展成重症的患者体内，往往都发生了细胞因子风暴。同样，在重症患者体内也发现了大量 B 细胞产生的抗体。

▌ 关键角色 —— 调节性 T 细胞

免疫力强的身体往往会阻止细胞因子风暴的发生。

这其中发挥重要作用的就是"调节性 T 细胞"。"调节"意味着抑制和调整，主要作用是防止免疫细胞的过度反应。

比如通过抑制细胞毒性 T 淋巴细胞的过度攻击、阻止 B 细胞产生过量抗体等方式，控制整个免疫系统，避免机体出现过度免疫反应。

如果调节性 T 细胞变弱或者数量减少，那么免疫系统就会脱离控制，细胞将会逐个产生炎症直至引发细胞因子风暴。实际上，研究表明，糖尿病等基础疾病的患者，其体内的调节性 T 细胞的化验指标往往偏低。

▌ 增加调节性 T 细胞数量的方法

和血液一样，所有的免疫细胞都诞生于骨髓之中，并通过血流输送至全身。二者都是我们身体的一部分，因此，一个人的血液循环和血液质量越差，免疫细胞也会越不健康、不能正常发挥作用。

　　其中，调节性 T 细胞是一种在肠道内大量聚集的免疫细胞。所以对于肠道环境不佳的人而言，本身拥有的调节性 T 细胞数量就偏少，因此如果感染了新冠病毒就更容易发生细胞因子风暴。

　　那么，如何才能让各类免疫细胞正常发挥作用，提高免疫力呢？

　　答案是：尽量保持最佳的身体状态。

　　身体不健康的人，免疫细胞往往也处于非健康状态。比如会出现免疫细胞整体数量少、功能弱、特定免疫细胞数量失衡等问题，最终导致机体的免疫力低下。

　　自主神经系统与聚集着大量免疫细胞的肠道、输送免疫细胞的血液循环有着密不可分的关系。那么，怎样才能让自主神经系统保持最佳的状态呢？

　　最好的办法就是通过锻炼肺部、养成深呼吸习惯，提高副交感神经系统的活跃程度，调节自主神经系统的功能。

人体内七成的免疫细胞都在肠道里

免疫细胞在骨髓中诞生，经由血管中的血液和淋巴管中的淋巴液抵达眼睛、鼻子、嘴巴、呼吸系统的黏膜以及大脑，还有身体的其他器官。而在肺泡周围的毛细血管中，同样存在着免疫细胞。

人体内约有70%的免疫细胞都聚集在肠道内侧的表皮，即肠壁上。

肠道从食物中吸收营养物质，并将营养物质通过血液输送到全身的各处细胞。所以，肠道与负责吸入氧气的肺部一样，都是为人体生命活动提供所需能量的重要器官。

之所以有如此多的免疫细胞"驻扎"在肠道中，是因为随着食物一起被带入肠道的还有各种病毒和细菌，所以为了防止病原体入侵人体，就需要有大量的免疫细胞在此等候。肠道内的免疫细胞会经由血液输送到身体各处，所以维持肠道内免疫细胞的健康，与提高身体的免疫力有很大关系。

▋ 肠道内的有益菌活跃时，肠道环境更健康

大约有1000种共100万亿的肠道细菌生活在肠道中。这些肠道菌群在提升免疫细胞数量和激活免疫细胞功能方面发挥着重要作用。

肠道菌群密密麻麻地分布在肠壁上，在显微镜下观察时，不同种类的菌落群体各自聚集在一起。因为看起来像一片花田，所以也被称为"Gut Flora"（肠道内的花田）。

肠道中的细菌主要可以分为三种：有益菌、中性菌和有害菌。有害菌会产生有害物质，并引发肠道炎症。中性菌一般情况下是无害的，但当有害菌在肠道里占上风时，它们就会联合起来"行凶作恶"。

也就是说，"改善肠道环境"等同于"让有益菌在肠内占据主导地位并保持活性"。

▋ 有益菌有助于提高全身免疫力

有益菌会消化食物，产生一种对人体健康非常重要的物质——短链脂肪酸。近年的研究表明，短链脂肪酸在人体免

疫系统中发挥着重要的作用。

几乎所有的免疫细胞都从骨髓中的"造血干细胞"分化（即细胞转变为全新的细胞）而来，转化成功能各异的细胞，如前文中提到的巨噬细胞、中性粒细胞、T 细胞和 B 细胞等。

短链脂肪酸是决定细胞类型的影响因素之一，肠道菌群可以通过释放短链脂肪酸来调节免疫细胞之间的平衡。

另外，研究表明短链脂肪酸还深入参与了能够抑制细胞因子风暴的调节性 T 细胞的分化过程。

综上所述，为了使各类免疫细胞之间达到良好的平衡状态，必须建立一种以有益菌为主的肠道环境。

所以，我们日常就应该多摄入一些发酵食品和膳食纤维来改善肠道环境。但在此之前，我们首先应该做的是调节自主神经系统功能。

锻炼肺部来调节自主神经系统，改善肠道环境

前面讲过，通过锻炼肺部和深呼吸可以调节自主神经系统。

还有一个好消息是：当自主神经系统得到调节后，肠道环境也会随之改善。

肠道内有两块肌肉，分别是"环肌"和"纵肌"，它们会有节律地收缩，使食物和代谢废物在肠道中移动。这种肠道运动被称为"肠蠕动"，控制这一过程的就是自主神经系统。

因此，可以说自主神经系统和肠道功能有着密切的关联。

当交感神经和副交感神经的活跃度都很高时，刺激肠道蠕动的这两块肌肉的收缩也最为活跃。

也就是说，一个自主神经系统功能协调的人，肠道环境也会更好；而自主神经系统功能紊乱的人，肠道环境也会受到影响。

这一结论是根据我多年的临床经验所得。

我在顺天堂大学医学部附属的顺天堂医院开设了日本首个"便秘门诊",并一直在这里投身于临床治疗工作。当我给来便秘门诊的病人做自主神经系统检查时,发现很多便秘患者的自主神经系统功能都有严重问题。

当我教他们调节自主神经系统,改善运动和饮食习惯后,困扰患者多年的便秘竟然痊愈了。听起来可能令人难以置信,但效果还不仅如此,很多人的糖尿病、高血脂、肾脏和肝脏疾病都通过治疗便秘而得到了改善。当越来越多的人知道了这一消息后,现在便秘门诊的就诊号已经排到几年之后了。

从生物学角度看,肠道为什么容易受到自主神经系统的影响

可能有人会问,为什么自主神经系统和肠道有着如此密切的联系呢?我想,很多人应该都有过一紧张就想拉肚子,或者一有压力就肚子痛的情况。

肠道容易受到自主神经系统影响这一点,从生物学的角度是可以解释的。

生物最先长出的内脏器官不是大脑也不是心脏,而是肠

道。水母和海葵等腔肠动物[1]没有大脑，肠道代替大脑发挥功能。肠道是生物体的根本脏器。当人类的生命在妈妈的子宫里开始细胞分裂的时候，最先形成的就是肠道，之后才是心脏和大脑。

并且，形成肠道的神经细胞数量仅次于大脑。肠道不受大脑支配，而是受自主神经系统控制。

当一个人通过锻炼肺部，养成深呼吸的习惯后，自主神经系统的功能就会得到调节，肠道蠕动也会变得更加活跃。如此一来，老旧废物和毒素都会被清除殆尽，肠道环境也会变得更适合有益菌生存。当有益菌恢复活力，短链脂肪酸的分泌增加，免疫细胞的活性就会变强。

1　即刺胞动物（门）。

免疫细胞随血液循环输送至全身

相信眼下大家最关心的应该是"肺部的免疫力"。

可能有人会问，明明要讨论提高肺部免疫力的方法，为什么前文提及的是要关心"自主神经系统"和"肠道环境"呢？

为什么自主神经系统的协调运转和良好的肠道环境有助于提高肺部免疫力呢？

原因很简单。

因为血管以及淋巴管连通着人体的各个部位，彼此之间会相互产生影响。

若肠道免疫力提高，肺部免疫力也会相应提高。

血液循环会将肠道内聚集的大量免疫细胞运送至全身各处。所以当血液循环顺畅时，原本存在于肠道内的免疫细胞也将经由血液，抵达病毒入侵的部位发挥作用。

▍ 血液循环也由自主神经系统控制

据说如果将包括细小的毛细血管在内的人体全身血管连起来，其长度可以绕地球两圈半。保持血管内部的血流畅通无阻是免疫细胞能够到达全身各处的关键。

然而，掌控血液循环状态的依旧是自主神经系统。

自主神经系统沿着长度可绕地球两圈半的血管生长，负责调节血管中的血流量。

当交感神经活跃时，血管收缩；当副交感神经活跃时，血管扩张。血管的反复收缩与扩张像水泵一样有力地工作着，在其中血液得以顺畅流动。

也就是说，当交感神经和副交感神经都处在正常的活跃状态，即自主神经系统协调运转时，血液循环就能顺畅无阻。

于是免疫细胞被输送至全身各处，如果哪里有病毒入侵，免疫细胞就变身"铜墙铁壁"，发挥防御功能。

那么通常促进血液循环最有效的方法是什么呢？控制血流的自主神经系统受到呼吸质量的影响，而呼吸质量是由肺的活力决定的，因此最好的方法就是提升肺活力。

肺的活力提高了，血液的质量也会变好

在锻炼肺部并习惯了缓慢的深呼吸后，自主神经系统就会协调工作，肠道环境也会有所改善。

此外，深呼吸时横隔膜会上下大幅度地运动，这种运动对肠道也有按摩作用。这种"横隔膜按摩"同样有助于改善肠道环境。

协调的自主神经系统和良好的肠道环境不仅会促进血液循环，对血液的质量也有改善作用。

实际上，只要通过显微镜看一个人的血液，就可以判断这个人的自主神经系统是否处于协调工作状态。

自主神经系统紊乱的人，血液中红细胞的形状不仅不会是漂亮的圆形，还可能会彼此粘连，甚至处于完全破裂状态。

红细胞的功能是运输氧气。所以如果红细胞出现异常，输

送至细胞的氧气量就会减少。而且，发生形变或粘连的红细胞将无法通过细小的毛细血管，血液会变成黏稠的状态。

因此，从这一点来看，自主神经系统紊乱且肠道环境恶劣的人，其血液质量将会下降，无法为身体输送充足的氧气。

这种状态的血液当然也不能顺利输送免疫细胞。所以为了提高血液质量，就应当提高肺活力，调节自主神经系统的功能协调。

良好的血液循环可以阻止免疫系统的失控

很久以前我就注意到，血液循环的好坏对人体免疫系统有着重要的影响。

在着手研究自主神经系统之前，我曾就职于伦敦大学附属英国皇家儿童医院外科等医疗机构，担任儿童外科的临床医生。

当时在儿童外科领域，为了减少接受器官移植患者的预后负担，进行过各种各样的研究。

其中课题之一就是关于如何建立"免疫耐受"。

免疫耐受，指的是让移植的器官完全适应身体并成为器官接受者身体的一部分。当器官移植到患者体内时，身体会将其视为"异物"，免疫细胞开始攻击，这种现象被称为"排异反应"，而当排异反应消失时，就建立了免疫耐受。如果能诱导身体顺利建立免疫耐受，就会很大程度上减轻被移植者的身

体负担。在临床上对此进行过无数次研究，最终得出了一个
结论。

　　这个结论就是：血流量的增加，会让排异反应减弱。经过
进一步研究，我所在的研究团队指出了排异反应减弱的根本原
因：良好的血液循环会保护血管内壁。

　　因为当血液循环加速时，血管状态会变得更好，如果免疫
细胞可以顺利地送达全身，最终就会阻止免疫系统的失控。

　　综上所述，调节自主神经系统使之协调，促进血液循环，
有助于改善人体免疫系统的功能。

　　提升肺活力，让血液满载着氧气输送至身体需要的地方，
不仅能保护血管内壁，还能有效抑制即将失控的免疫细胞。

　　因此，促进血液循环也可以有效避免细胞因子风暴。

提升肺活力是预防传染病和生活方式疾病的最佳方法

自主神经系统的协调会改善肠道环境和血液循环。

这会促使聚集在肠道里的免疫细胞恢复活力，经由血液循环去往全身各处。这样一来，全身的免疫力都会提升。

所以，锻炼肺部和深呼吸可以说是最有效的提升免疫力的方法。

下面简单总结一下本章内容要点。

免疫力提升后，机体就不容易患上由病毒或细菌引发的感染，而且即便感染了，也会大大降低重症化的风险。

当肠道环境良好时，便秘或腹泻的症状自然会得到缓解，由此还会降低溃疡性结肠炎和大肠癌的患病风险。

此外，90% 的血清素——也被称为"幸福荷尔蒙"，是在肠道中产生的。而抑郁症发病的原因之一就是血清素的缺乏，所以通过创造良好的肠道环境来增加血清素的产生，可以有效对抗抑郁症和其他心理健康问题。

在此之上，当血流量增加时，还可以保护血管内壁，从而防止动脉硬化，降低心肌梗死和脑梗死的患病风险。除此以外，给细胞提供充足的氧气还能对癌症和认知障碍起到一定的预防效果。

因此，锻炼肺部，能预防并改善各类身体不适和疾病。

下一章，我们将基于医学数据，进一步探讨为什么提升肺活力可以有效应对各种疾病和不适。

第 **3** 章

强化肺功能，
打造最佳体魄

感冒、流感和新冠病毒感染之间的差别

在新冠病毒感染刚开始流行的时候，有不少人曾认为新冠病毒感染"和感冒差不多""与流感大同小异"。

从病毒引发感染这一层面而言，它们三者确实有些相似。然而，却不能简单地将新冠病毒感染等同于感冒或流感。

眼下即便已经有了针对新冠病毒的疫苗，但随着毒株不断变异，人类对新冠病毒感染的了解仍然有限。因此，学习感染病和肺炎的相关知识、采取正确的防治手段，是守护人类健康最重要的一环。

什么是感冒

感冒，指的是上呼吸道（鼻腔和咽喉）因病毒或细菌感染而引发的感染性炎症。能导致感冒的病毒多达200多种，因此，很难确定哪一种病毒才是元凶。并且，同一种病毒每年都会变异，因此即便是体内存在着抗体，每逢免疫力低下时，人就有可能会再次感染。因为会引起感冒的病毒中有一种叫作"冠状病毒"，所以才会有人认为"新冠病毒感染就是感冒"。

但实际上，新型冠状病毒和冠状病毒是截然不同的两种病毒。

▊ 流感病毒和新冠病毒的区别

流感，是由流感病毒感染了上呼吸道而产生的感染性炎症。它和感冒的区别在于，感冒症状主要发生在上呼吸道，例如流鼻涕和喉咙痛，而流感的症状会出现在全身，例如出现疲倦感和肌肉酸痛。大多数人得了流感后都是依靠免疫系统而自然痊愈的。

流感的可怕之处在于，当你以为自己已经痊愈时，可能又会出现继发性肺炎。这种肺炎往往不是由流感病毒本身引起的，而是流感导致了呼吸道内的纤毛和黏膜层发炎，削弱了身体的防御系统，使得肺炎链球菌和其他原本存在于上呼吸道的细菌感染肺部，引发肺炎。

而新冠病毒与流感病毒的不同之处在于，流感病毒往往只停留在上呼吸道，而新冠病毒能够进入肺泡。当新冠病毒进入肺泡时，会引起"间质性肺炎"，即肺间质发炎。新冠病毒本身的毒性并不高，但当患者免疫功能低下时往往会引发细胞因子风暴，这可能会导致病情恶化，发展成重症。

▌我们能做的只有一件事

因此，"感冒病毒""流感病毒"和"新冠病毒"各有其特点，不能混为一谈。

无论对于以上哪种病毒，预防重症化的措施都极为简单。

答案显而易见，就是锻炼肺部。

当病毒出现时，只要免疫系统的第一道屏障，即呼吸道中的纤毛以及黏膜的功能正常，病毒便难以到达肺部。

此外，如果巨噬细胞等先天免疫系统的免疫细胞正常工作，那么即使病毒感染了上呼吸道，炎症也往往不会扩散到肺部。

再加上如果后天免疫系统的免疫细胞（如调节性 T 细胞）相互间合作顺利，那么发生细胞因子风暴的可能性同样会大大降低。

即使接种疫苗也并不能完全防止感染。虽然疫苗对于控制疫情是非常有必要的，但说到底只有自身的"免疫力"才能起到充分的保护作用。

所以让我们一起锻炼肺部，提高免疫力，抵御病毒的入侵吧。

防肺炎，先锻炼肺

新冠病毒感染使许多人意识到肺炎是一种"致命的恐怖疾病"。

所谓肺炎，指的是由于支气管或肺部发炎，出现明显症状且肺功能低下的状况。肺炎有不同的分类，例如由病毒或细菌引起的肺炎，以及由于肺泡周围的肺间质出现炎症而引发的肺炎等。

当你听到"肺炎"时，可能会想到病毒入侵肺部、病情迅速恶化的画面。但实际上，慢性的肺功能减退而导致间质性肺炎的情况越来越多，而且十分致命。

潜伏发展1年以上的可怕肺炎

除非是病毒感染等急性病例，间质性肺炎往往会在1年或更长时间内缓慢发展。

肺炎的种类

根据微生物的种类分类

· **病毒性肺炎**

（由新型冠状病毒、流感病毒等引起）

· **细菌性肺炎**

（由肺炎链球菌、流感嗜血杆菌、金黄色葡萄球菌等

引起）

· **非典型性肺炎**

（由性质介于病毒和细菌之间的微生物引起，如支原

体、衣原体等）

根据发炎部位分类

· **大叶性肺炎**（肺部整体发炎）

· **支气管肺炎**（支气管发炎）

· **间质性肺炎**（肺间质发炎）

肺泡周围的肺间质纤维化（变硬和流动性降低）阻碍了氧气和二氧化碳的气体交换，导致呼吸功能出现问题。

起初，患者在爬楼梯或上坡时可能会出现呼吸急促的现象，但随着病情的发展，就连换衣服或洗澡等日常活动都会引起疼痛并伴随着咳嗽。

前文提到的COPD患者也非常容易患上间质性肺炎，对他们而言，这种疾病往往是致命的。

从年轻时就开始锻炼肺部，预防肺炎

当肺炎发展为重症时，进行气体交换的肺泡会逐渐受到损伤。

此时血液中氧气浓度不足，于是大脑命令心脏提高心率，以增加血液中的氧气含量。

这对于年轻人或许有效，但对于心肺功能减退的老年人，则可能会引发呼吸和循环方面的衰竭而导致死亡。

大多数死于肺炎的人都是65岁以上的高龄患者。肺炎的典型症状包括剧烈咳嗽、呼吸急促和高烧等，但年龄越大，越不容易表现出明显的症状。

很多高龄患者表现出的低烧和嗜睡，实际上是患了肺炎。而当发现这一点时，很多人的病情就已经发展到无法挽回的地步了。

　　因此，预防肺炎最好的方法就是加强免疫系统对病毒和细菌的抵抗力，并保持良好的呼吸功能以防止肺泡的状况恶化。此外，还可以尽量提高呼吸肌群的灵活性，养成缓慢深呼吸的习惯，从年轻时就应注意保持肺部健康。

新冠病毒感染的危害：快乐缺氧

新型冠状病毒感染带来的危害之一就是"快乐缺氧"（Happy Hypoxia）现象，也被称为"沉默性低氧血症"。

之所以称为"快乐"，是因为研究显示在部分新冠病毒感染者的血液中，氧气含量已经低到必须使用呼吸机的程度，但患者却并没有表现出任何诸如呼吸困难等令人痛苦的症状。"快乐"一词首次由美国《华尔街日报》（*The Wall Street Journal*）使用。

尽管没有任何症状，缺氧的血液也意味着肺炎病情会继续发展，患者可能会因心脏病突然发作或中风而死亡。因此别说"快乐"了，对于医生和病人来说，"快乐缺氧"反而成了肺炎在不知不觉间发展为重症的一个重要风险因素。

媒体经常报道肺炎轻症患者突然病情恶化，或是突然死亡。有专家猜测"快乐缺氧"可能是原因之一，但目前尚未有定论。

美国著名呼吸生理学家马丁·托宾（Martin Tobin）及其团队在美国胸科医师协会的期刊上发表过以"快乐缺氧"为主题的论文，随后又发表了一系列的临床研究论文。

正常情况下，人的血氧水平通常保持在95%～100%范围内，而当血氧下降到80%～90%时就会危及生命。然而据报道，在本次新冠疫情中，一些患者的血氧水平一度下降到了60%～70%。医学上认为在这种数值的血氧水平状态下人是无法存活的，但这些患者不仅没有出现呼吸急促等症状，而且最终活了下来。

虽然对于血氧水平在60%～70%范围内的患者存活的记录存在着争议，但确实有处于低血氧状态但并没有出现症状，最后突然恶化为重症的情况出现。

远离低氧血症，要强身健体

我想说的是，即使在新冠病毒感染等肺部疾病中出现了诸如"快乐缺氧"等医学上尚未充分了解的症状，我们也没有必要过分害怕或担心。

这是因为只要人体的免疫系统强大、呼吸能力良好且肺泡能够很好地进行气体交换，是不会出现低氧血症的。

也就是说，只要身体健康，患上低氧血症的可能性就会很小。

在新冠疫情肆虐的当下，各种真假莫辨的传闻层出不穷。而我们能做的保护自己的最好方式就是锻炼肺部，要将这一点坚持到底。

对新冠病毒感染的过度恐惧和担心反而有可能导致自主神经系统的功能紊乱。因此，只要做好自己该做的事，不需要太焦虑。

锻炼肺活力，预防致死疾病——吸入性肺炎

　　随着人口的老龄化，在日本国内，患上吸入性肺炎的人数正在显著增加。

　　日本政府厚生劳动省 2019 年的人口动态调查显示，吸入性肺炎已经成为排名第六位的人口死亡原因[1]。而近年，吸入性肺炎患者的数量大大增加，以至于越来越多的医院无法仅靠呼吸内科来应对这种疾病。

　　吸入性肺炎指的是本应通过口腔进入食道的食物或唾液进入了呼吸道，最后因食物或唾液中带有的细菌所引发的肺炎。

　　人的吞咽能力会随着年龄增长而逐渐下降。吃饭时人若是呛到了，就会咳嗽，这其实是身体为了防止食物进入呼吸道而

1　人口死亡原因排名的前五位分别是：恶性肿瘤（癌症）、心脏病、衰老导致的自然死亡、脑血管疾病和肺炎（依据日本的死因分类标准，肺炎和吸入性肺炎不属于同一类别）。

产生的正常反应。然而随着年龄的增加，这种能力会下降，食物和唾液就更容易进入呼吸道。

人的口腔内有700多种细菌，而当这些细菌在肺部繁殖时，就会出现肺炎。这就是吸入性肺炎的形成机制。

想要预防吸入性肺炎，锻炼呼吸功能很重要。当呼吸功能提高后，就算食物进入气管，人体也会反射性地咳嗽，将食物排出气管。换句话说，"吞咽能力"与"呼吸能力"密切相关。

打个比方，一个气很足的气球会比气不足的气球更能有力地排出气体。同理，当一个人的肺活量越大时，排出异物的能力也就越强，因此患上吸入性肺炎的可能性就越小。

正如我们之前所说，肺功能会随着年龄的增长而衰退，更容易导致呼吸变浅。而通过肺活力训练，松解呼吸肌群，增加肺活量，也可以防止异物进入呼吸道。因为吞咽能力看似和肺部无关，其实和肺的功能紧密相关。

要想预防慢性疾病，自主神经系统的协调很重要

有慢性基础疾病的人如果感染新冠病毒感染，发展成重症的风险会更高。

美国疾病控制和预防中心（CDC）发布的指南中指出，如果感染新冠病毒的患者本身患有癌症、慢性肾病、COPD、肥胖、心脏病、脑血管疾病、糖尿病、高血压、肝病、免疫缺陷和认知障碍等疾病，重症化的风险可能会提高。

如果你在专项健康检查或体检中的一些项目数据不佳，或者已经患有慢性病，那么应当以这次的新冠病毒感染流行为契机，好好重新审视一下自己的健康状况。

即使目前没有患上述任何基础疾病，如果继续保持一些不健康的生活方式，那么将来这些"坏习惯"一定会以疾病的形式在身体的某个部位上反映出来。

事实上近年来，患有基础疾病的病人数量一直在增加。日本政府厚生劳动省 2017 年开展的患者调查显示，日本国内糖

尿病患者的人数已达到328.9万，创下了历史新高（约为2005年的1.3倍）。而癌症、心脏病和高脂血症的患病人数相比2014年的调查结果也有所增加。最重要的是，我们应该意识到基础疾病离每个人都不遥远，所以从现在开始，应该提前注意预防基础疾病。

作为预防基础疾病的方法，我推荐大家把锻炼肺部和改善自主神经系统功能的协调作为首要任务，因为改善自主神经系统的功能可以说是预防所有疾病的最佳方法。

缓解高血压、动脉硬化、脑梗死和心肌梗死

在基础疾病中，与血管系统相关的问题会导致严重的后果。当血管中形成被称作"血栓"的血块时，中风或心肌梗死的风险就会增加，严重时可能会导致死亡。

形成血栓的主要原因是全身的血流不通畅。

如前所述，自主神经系统负责支配和调节血管。当自主神经系统处于良好状态时，交感神经会使血管收缩，副交感神经使血管放松，二者交替调节。当血管开始有力地进行动态收缩和放松时，血流就会变得顺畅。

然而，如果交感神经过度活跃，血管就会过度收缩，身体就没有足量的血液参与循环。就像水管和其中的流水一样，当交感神经过度活跃时，血液这根"水管"就会变细，"水"的流量就会减少。

而当副交感神经同等活跃时，自主神经系统达到协调状态

时，"水管"就会变粗，大量的血液就可以顺利输送了。

在大多数高血压患者体内，往往是交感神经占据主导地位。由此带来血管收缩，当血液流经变细的血管时会对其造成很大压力，因此导致了高血压。

▎预防血管纤维化，先要改善血流状态

当交感神经过度活跃时，红细胞、白细胞和血小板高速流经狭窄的血管，很有可能会损伤血管内壁细胞（构成血管内壁的细胞）。而当血液里的成分在形成的伤口中不断堆积，最后就会形成血栓。

在这个过程中，会出现一种称为"纤维化"的组织硬化现象，进而导致动脉硬化。

随着血栓的形成和动脉硬化的发展，血管逐渐无法承受血流的压力，这又进一步增加了脑梗死和心肌梗死等疾病的患病风险。

因此，自主神经系统的失调会使整个身体的血流状态恶化并最终导致严重的疾病。所以要通过呼吸肌群的训练，养成缓慢深呼吸的日常习惯，来提升副交感神经的功能。

远程办公要谨防经济舱综合征

最近，很多公司都开始远程办公，久坐办公的人越来越多。长期伏案工作的人需要预防一种疾病，那就是"经济舱综合征"（肺栓塞）。之所以得名经济舱综合征，是因为当人们在飞机的经济舱等狭窄的地方待久了，就会出现这种疾病的症状。

这种广为人知的疾病，在久坐办公以及常玩游戏的人身上也有可能会发生。严重时甚至会危及生命，非常可怕。

当连接心肺的血管里出现了血块或其他阻塞，就会发生经济舱综合征。一个人在密闭的空间里不能移动，腿部血液循环不畅，形成血块，最终可能会堵塞从心脏到肺部的血管。如果流向肺泡处毛细血管的血流被阻塞，肺泡无法吸收氧气，人就会出现呼吸困难、胸痛、心悸、头晕的症状，在最坏的情况下可能会导致死亡。

▎调节自主神经系统协调，维持血液流通

经济舱综合征形成的主要原因是腿部的血流不足。为了避免这个问题，首先尽量不要长时间保持同一姿势。如果你经常伏案工作，那么至少每30分钟都应该站起来活动活动。此外还要注意补充水分，因为脱水也会增加患上这种病的风险。

而原本血液就比较黏稠、血液质量差或血流不畅的人患经济舱综合征的风险更高，因为这类人的血管中更容易形成血块。而预防此病最好的方法就是锻炼肺部，调节自主神经系统的协调，促进血液循环，从而使血块不易形成。

糖尿病、高脂血症的根本原因在于血液循环不佳

可怕的是，与高血压一样，糖尿病和高脂血症等疾病也会影响全身。因为这两种疾病都会损害血管内壁的细胞，而且往往会发展成重症。

因血液中葡萄糖（血糖）升高引起的糖尿病，以及因血液中中性脂肪和坏胆固醇增多引起的高脂血症，二者都只能通过药物和改变生活方式来缓解。然而药物治疗只是治标不治本，如果血流仍然不通畅就无法达到令人满意的效果。而且无论如何改善饮食，如果血流状况未能改善，也无法完全恢复健康。

这是因为，导致糖尿病和高脂血症的根源就是血液的流动性差。

▌ 为什么糖尿病会发展到截肢

糖尿病是一种血液中葡萄糖含量过高且无法控制的疾病。即使没有家族遗传因素，如果持续性暴饮暴食，也可能发展成糖尿病，因此改善饮食结构至关重要。

然而，如果在一个人的自主神经系统中交感神经占上风，血液的流动性差，那么仅通过改善饮食是无法缓解病情的。因为血流不畅会使胰腺和肾脏等与糖尿病密切相关的器官功能也受到影响。

血液中葡萄糖过多会对血管内壁细胞造成损害。糖尿病患者身上很容易出现一种叫作"坏疽"的并发症，即出现组织坏死和腐烂。严重情况下甚至需要做腿部截肢。

其根本原因在于血液无法到达毛细血管末端，这会导致氧气和营养物质供应不足，最终细胞可能会死亡。而糖尿病患者更容易发生坏疽是因为除了血流不足外，血液中的葡萄糖也会损害血管内壁细胞，造成双重损害。

对于预防和治疗高脂血症，不仅要降低甘油三酯和坏胆固醇水平，同时还必须注意血液循环状态。如果血流不畅，中性脂肪和坏胆固醇就容易形成血块，致使动脉发生粥样硬化，最后发展成脑梗死或心肌梗死。

人不是机器人，身体无法拆开来修复

乍一看，这些疾病似乎都与自主神经系统没有关系。但实际上一旦自主神经系统出现紊乱，引发血流不畅，即使改善饮食习惯，治疗效果也不佳。

对于其他特定器官的疾病，如肾脏疾病或肝脏疾病，也是同样的道理。人的身体不能像机器人一样先拆分成各个部分再进行治疗。身体的各个部分都由自主神经系统和血管相互连接，因此无论患上任何疾病，如果自主神经系统紊乱且血流不畅，那么即便接受治疗，效果也会减半。

目前，现代医疗的主流治疗方式仍然是以对症治疗为主的，即把人体划分成不同的部分，分别进行治疗，如：心脏不好，就治疗心脏；肝脏不好，就治疗肝脏；肾脏不好，就治疗肾脏。而这些治疗若是没有达到理想的效果或是病情很快复发，其原因就在于该器官出现问题的根本病因未能得到解决。

人体器官出现问题的最大原因，是因肺功能衰退而导致的血流不足。

当血液中的氧气、营养物质和免疫细胞能够正常输送到每个细胞时，人体就会保持健康。

所以为了我们的身体健康，这一点一定要牢牢记住。

想要预防癌症，功能正常的免疫系统很重要

在日本，排名第一的死亡原因是癌症。

2017年，日本约有100万人被新诊断出患有癌症；2018年，日本约有37万人死于癌症。

在不分性别的癌症死亡人数排名中，死亡人数最多的癌症是肺癌，其次是大肠癌，排名第三的是胃癌。

这一数据表明，肺部和大肠作为重要的人体器官，一旦出现癌变就可能会威胁到生命。

让我们先来了解一下癌症。

癌症，是一种身体细胞变异为癌细胞并不断增殖的疾病。事实上，在一个健康的人体内每天有数以千计的癌细胞诞生。但即便如此，也没有患上癌症，这是因为身体的免疫系统功能仍然在正常运转。

自然杀伤细胞、树突状细胞以及T细胞等攻击癌细胞的免

疫细胞已经在第 2 章中介绍过。当免疫系统正常运转时，无论癌细胞出现在哪里，都会被免疫细胞处理掉。

但如果全身血流不足，氧气和营养物质就会优先被大脑消耗，身体的其他细胞就会面临严重的血流量不足的问题。而血流量匮乏意味着免疫细胞的数量减少、功能变弱。最终免疫细胞无法抑制癌细胞的增殖，人体内部出现癌变。

换句话说，为了预防癌症，必须确保富含氧气和营养物质的血液能够被输送至全身各处。而提升肺活量，提高血液中的氧气含量，对预防癌症也极为有效。

为什么不吸烟的人也会得肺癌

接下来，让我们看看死亡人数极高的肺癌。

虽然肺癌给人的印象是吸烟者才会得的癌症，但其实也有例外情况。

根据发病部位，肺癌可以分为两种类型。

若发生部位在肺部入口处的粗支气管，则被称为"中央型肺癌"，一般吸烟者更容易患上这种类型的肺癌。

另一种类型被称为"周围型肺癌"，发生在细支气管和肺泡处，而这种类型的肺癌更容易在非吸烟者身上发生。

尽管如此，70% 的肺癌还是由吸烟引起的。香烟烟雾中含有200多种有害物质，每天吸烟的人患肺癌的风险比不吸烟的人高出4.5倍。

除了吸烟以外，研究人员还指出了引发肺癌的其他原因，包括汽车尾气、大气污染物、放射性物质和石棉等。

近年来的各项研究还表明，雌激素与肺癌之间存在某种联系。据悉，月经期较长（初潮较早和绝经较晚）的妇女和接受过雌激素替代疗法的女性，肺癌的发病率较高。因此建议接受雌激素替代疗法的女性定期进行 CT 扫描。

想要预防肺癌，最重要的是避免吸烟，以及避免烟雾和其他有害物质进入肺部，并且日常应该养成缓慢地深呼吸的习惯，以保持肺泡的健康以及全身免疫力的正常。

▌肠道细菌是预防大肠癌的关键

死亡人数排名第二的大肠癌与肠道菌群有着密不可分的关系。

2019年，大阪大学和其他机构的联合研究小组在美国医学杂志《自然医学》（*Nature Medicine*）上宣布，他们已经确定了导致大肠癌的肠道细菌。

在分析了616名接受肠镜检查的人的粪便样本并解析数据后，他们发现，在大肠癌的早期阶段，奇异菌属和放线菌等有害菌的数量增加，而双歧杆菌等有益菌的数量则会减少。

这表明，让有益菌在肠道菌群中占据主导地位，也许就能够预防大肠癌的发生。

正如第 2 章所述，为了使肠道环境中的有益菌占主导，调节自主神经系统以促进肠道的蠕动是非常有效的。

虽然日常摄入发酵食品和膳食纤维也很重要，但如果肺部能够得到锻炼并拥有良好的呼吸状态，自主神经系统也能够协调运转，对健康而言便可谓如虎添翼。

让我们一起，锻炼出最佳的肺活力，实现最佳的肠活力！

想要消除慢性疲劳，首先要消除大脑疲劳

在当今这个充满压力的社会中，很多人都生活在疲劳状态下。

睡眠不足、人际关系问题、过度劳累等原因给身体和精神带来的压力，让越来越多的人出现了慢性疲劳的症状，例如容易感到疲倦、早上起床后全身乏力、对任何事都失去兴趣等等。

日本政府厚生劳动省的疲劳研究小组于2012年开展的一项调查显示，约40%的被调查者表示他们的慢性疲劳症状已持续存在超过半年。正在看这段文字的你可能也是其中的一员。

"疲劳"与"发烧"和"疼痛"一起，被称为身体的三大警报。

然而，由于疲劳不像疼痛那样是急性的，而且没有像发烧

一样具有客观衡量标准，所以许多人倾向于忽视它，从而导致过度疲劳。但实际上当你感觉到疲劳时，就说明身体或心理状态已经出现了紊乱，如若放任不管，就可能会患上我们前面讨论过的病症或是抑郁症等精神疾病。

之所以如此，是因为身体上的疲劳感与自主神经系统紊乱以及血流不足有着很大关系。

目前医学界正在针对具有慢性疲劳症状和患有抑郁症的人群出现的"大脑供血不足"问题进行研究。供血不足意味着氧气不足，因此，锻炼肺部和进行高质量呼吸有助于缓解大脑供血不足的问题。

疲劳可能由多种因素引起，如身体疲劳和精神疲劳等，但最终感到累的却是大脑。

即使在休息过后，仍然感到疲劳，那可能是出现了"大脑疲劳"。

大脑供血不足会导致 β 淀粉样蛋白、Tau 蛋白等疲劳物质的积累，就算身体休息得再久也无法缓解疲劳感。并且这些疲劳物质也是认知障碍的致病因素，所以大脑供血不足还会提高认知障碍的患病风险。

▌调节自主神经系统，摆脱大脑疲劳

想要改善脑疲劳，高质量的睡眠很重要。

睡眠对恢复身体疲劳，通过整理记忆来消除压力以及调节自主神经系统等方面起着至关重要的作用。

每天早上，当我们醒来感受到清晨的阳光照亮双眼时，体内的生物钟就会重新校正。于是白天时交感神经活力提升，到了晚上副交感神经的活力提升，这就是一个人在健康状态下自主神经系统的工作状态。

人体里有一种基因叫作"时钟基因"，控制着几乎所有的人体机能，包括体温、血压、新陈代谢和激素分泌等都以约24小时为周期产生波动。在这个周期内自主神经系统也会发生变化，因此对于健康的人而言，交感神经在白天更活跃，而副交感神经在晚上更活跃。

然而，如果睡眠不规律，生物钟就会出现紊乱，自主神经系统也会紊乱，甚至到了夜间，交感神经仍然处于高度活跃的状态。

这会导致流向大脑的血液被阻断，加速了大脑疲劳的产生。

▌鼻呼吸和缓慢的深呼吸可以缓解疲劳

我想也许有人虽然非常明白睡眠的重要性，但却依然很难入睡或者睡眠质量差。如果你也是这些人中的一员，或许真的应该尝试锻炼肺活力，并将缓慢的深呼吸变成一种习惯。睡眠质量差是因为副交感神经在夜间不能正常工作，进而使身体无法进入睡眠模式。

此外，睡前也尽量不要玩手机。因为手机和荧光灯等电子设备发射出的蓝光与太阳光具有相同的波长，交感神经容易受到刺激而变得活跃。

另外，有意识地进行鼻呼吸对于改善大脑疲劳也很重要。

2013 年，医学杂志《神经报告》（*NeuroReport*）上刊登的研究结果显示："口呼吸会增加大脑额叶的耗氧量，导致其无法休息。"

额叶是大脑中负责逻辑思维、理性和积极性的部分。用嘴巴呼吸增加了额叶的耗氧量，可能会让整个大脑陷入缺氧状态，这也会导致大脑的疲劳无法消除。

为了从慢性疲劳中恢复，首先需要习惯缓慢的深呼吸，提高副交感神经的功能。而为了保护大脑健康，也要强化肺部，调节自主神经系统的协调运转。

很多心理健康问题都可以从肺部和肠道得到解决

研究表明，抑郁症患者也会出现脑部缺氧的问题。这意味着如果对慢性疲劳放任不管，也存在患上抑郁症的风险。

截至2017年，日本约有73万名抑郁症患者以及230万名未去医院就诊的潜在抑郁症患者。相比之下，1993年的抑郁症患者只有大约13万名，从中可以看出抑郁症患者的人数正在不断增加。

当代社会，工作的人们都非常辛苦。当然，出于财务上的原因，人们不得不努力工作，并且在当前的社会背景下，努力工作被视为一种美德。

但是如此多的人患上抑郁症这种可能会威胁生命的严重疾病，可以说已然成了国家层面的紧急状况。

然而，我们不可能在一夜之间改变社会。

作为一名医生，我能做的就只是提出一些医学建议，告诉人们如何从精神痛苦中自我解脱。

因此，我将从肠道环境的角度探讨如何防治抑郁症和其他的精神疾病。

▌ 通过"肠—脑轴"来改善心理健康

你听说过"肠—脑轴"这个词吗？

肠—脑轴指的是大脑和肠道间相互影响的关系：当大脑感到焦虑和压力时，肠道环境就会恶化；而当肠道环境恶化时，大脑也会感到焦虑和压力。

比如，人在高压之下会感到胃痛，紧张时会出现腹泻，等等，都显而易见地体现了什么是肠-脑轴。

日本国立精神神经医疗研究中心的功刀浩研究小组发现，抑郁症患者体内的双歧杆菌和乳酸菌等有益细菌的数量明显偏低。至于是因为有益菌的数量减少才患上了抑郁症，还是因为患上了抑郁症才导致有益菌数量的减少，目前尚未有定论。但考虑到肠道和大脑的明确相关性，改善肠道环境毫无疑问对于缓解抑郁症等心理问题具有正面的效果。

▌ 虽然无法控制自己的心，但能控制自主神经系统

此外，那些被称为"幸福荷尔蒙"的大脑神经递质，例如

血清素和多巴胺等，其前体（生成新物质之前的物质）是在肠道中合成，并由血液运输到大脑的。

尤其是合成血清素的前体有约90%都在肠道中产生。医学上，人体内缺乏血清素会导致抑郁症，因此从血清素合成的角度来看，改善肠道环境是非常有效的。

即使别人常劝你不要有压力或焦虑，但感到压力和焦虑其实是人之常情。

我们无法自由地控制自己的心。

但是我们可以迅速着手调节自主神经系统。

当你锻炼肺部并保持深呼吸，就可以主动调节自主神经系统的协调状态。

这些习惯会创造出有益菌占主导的肠道环境，增加血清素的合成量。

不知不觉间，你会感觉到心情变得越来越舒畅。

所以，尽可能多呼吸新鲜的氧气，来驱散抑郁情绪吧。

锻炼呼吸肌群，与"腰痛、肩颈僵硬、怕冷"说拜拜

进行肺活力训练，使横隔膜上下运动来保持呼吸，还有助于预防腰痛。

腰痛往往是体内的深层肌肉变弱，无法有效支撑身体，过多压力施加至腰部所导致的。而随着腰部的损伤累积，流向肌肉细胞的血液被阻断，逐渐产生致痛物质，这是很多人腰痛的原因之一。

现在，请试着慢慢地做深呼吸。

此时，你的横隔膜应该在大幅度地上下运动，呼气时腹部凹陷，吸气时腹部扩张。这时腹部感受到的压力就被称为"腹压"。

当腹压增加时，深层肌肉得到强化，躯干就会变得更加稳定。

给腰部带来损伤的负担减轻了，腰痛也会有所改善。此

外，深呼吸还可以促进血液流动，有助于清理堆积在肌肉中导致疼痛的代谢物。这对预防和治疗腰痛也十分有效。

负责顶级运动员日常训练的美国斯坦福大学运动医学中心为了帮助运动员消除疲劳，预防腰痛等伤害，也采用增加腹压的呼吸法。自从运动员们开始练习这种增加腹压的呼吸法后，不仅身体状况有所改善，运动成绩也有显著提高。

当呼吸肌无力时，即使想要缓慢地深呼吸也会感觉胸廓难以扩张、横隔膜上下移动的幅度较小。从这种意义上来说，肺活力训练可以提升呼吸肌的灵活性，对缓解腰痛也发挥着重要作用。

毛细血管中的血流增加，疲劳物质一扫而光

肺活力训练还能有效改善肩颈的僵硬。

肩部僵硬的原因与腰痛相同，都是流向肌肉的血液受阻、疲劳物质堆积所导致的。

所有的肌肉表面都覆盖着毛细血管。因为毛细血管中的血流更容易阻塞，所以肌肉会容易变得僵硬。

当人感到肌肉僵硬时，我们常常会想通过按摩把僵硬的部分"揉开"，然后就会很舒服，但实际上这种舒服并非肌肉放松所带来的。

因为通过揉捏肌肉可以增加表面毛细血管的血流量，疲劳物质得以清扫，于是使肌肉的僵硬感消失了。

所以，即便感觉按摩极大程度地缓解了肩颈的僵硬感，但如果患者全身血流不畅，那么很快就会复发。

肺活力训练可以增加僵硬的肌肉表面毛细血管的血流量，例如肩胛骨周围的肌肉、竖脊肌和肋间肌等。不仅如此，深呼吸还能促进全身的血液流动，对肩部僵硬也非常有效。

▌促进血液循环，改善怕冷和浮肿

大部分情况下，90% 怕冷体质的人都是由于交感神经过度活跃而导致的血流不畅。如果你在夏天也会感到手脚冰凉，那最好要自查一下是否有呼吸过浅的问题，如果有就要注意改善，以便促进全身的血液循环。

浮肿在女性中很常见，浮肿的原因是体内的水分分布出现问题，导致水和代谢废物积聚在不应该积聚的地方。而血液的作用是回收体内多余的水分和废物，因此，促进血液循环有助于减轻浮肿。

有些人可能认为以上列出的腰痛、肩膀僵硬、怕冷和浮肿等症状，是每个人都会有的"小问题"，然而正如前文所说，这些紊乱都是由于血流不足而引起的，换句话说，是因为自主神经系统出现了紊乱。如果不加以调节，也许有一天就会突然发展成严重的疾病。

身体表现出的紊乱都是疾病的征兆，一旦发现就得尽快重视起来。

为什么肥胖会导致基础疾病恶化

当有人说"我想要减肥"时，大部分人可能会认为这句话的深层含义是"我想要看上去更美"。

然而当医生建议减肥时，往往是从身体健康层面出发的。

虽然眼下也有潮流推崇"微胖"，但从医学的角度来看，肥胖对健康的负面影响实际上要比一般人以为的大很多。

肥胖时，人的脂肪细胞增大，身体也会出现慢性炎症。

当脂肪细胞变大时，血糖水平就更加难以下降。正常的脂肪细胞能顺利地从血液中吸收葡萄糖并降低血糖水平，但体积增大的脂肪细胞便难以吸收葡萄糖，这会给负责将葡萄糖输送给脂肪细胞的胰腺带来压力。换句话说，一旦肥胖就意味着已经患上"轻度糖尿病"。

当血糖升高时，血液中的葡萄糖也会破坏血管内壁细胞，最终导致动脉粥样硬化等各种血管疾病。

而且肥胖也会使免疫力显著下降。相关研究表明，在肥胖者体内，能够抑制免疫系统失控的调节性 T 细胞会出现数量减少和功能低下的问题。

在新冠病毒感染面前，肥胖者重症化的风险也要比普通人高 3 倍。在纽约的一家医院里，使用呼吸机的 50 岁以下的病人中有 90% 的人同时有肥胖问题。

在新冠病毒感染面前，无论是什么年龄的患者，肥胖都是一种会增加其重症化风险的基础疾病。也许有人会对此感到吃惊，但肥胖显然已经成为对健康有明显损害的身体状态。

但话说回来，即使想要减肥，也不要采取极端的节食方式。通过节食减肥会降低肌肉量，从而降低基础代谢，使体重更容易发生反弹。另外从健康角度来看，缺乏身体必需的营养物质还会导致免疫系统变得衰弱。

为了增加免疫细胞的数量并增强免疫细胞的活跃度，作为能量来源的营养物质对身体来说是必不可少的。

改善肠道环境就可以减重

我认为最佳的减肥方法是锻炼肺部，调节自主神经系统的功能，以及改善肠道环境。

当肠道环境恶化时，消化吸收的功能也会随之恶化。

消化吸收功能不佳的人往往会给人"很瘦"的印象，但事实上却恰恰相反。

消化、吸收功能的低下会导致毒素和废物在肠道中积累。

"不干净"的肠道也会生产出"不干净"的血液。当含有毒素和代谢废物的血液循环至全身各处时，脂肪代谢也会出现恶化，最后以内脏脂肪的形式储存在体内。

换句话说，在摄入同等数量热量的情况下，肠道环境差的人更容易发胖。

相反，如果肠道环境得到改善并生产出"干净"的血液，那么健康的血液就能在全身进行循环。此外，如果还能够通过肺摄入充足的氧气，那么氧气和营养物质就会作为能量被身体消耗，而不会储存多余的脂肪。身体整体的新陈代谢也将得到改善，形成易瘦的体质。

我的不少门诊病人仅仅通过改善肠道环境，就成功减掉了5～10千克体重。

▌从肺和肠道两方面入手来摆脱肥胖

如前所述，营造良好肠道环境的重要一环就是调节自主神经系统。当自主神经系统的功能得到改善时，肠道蠕动会变得更加活跃，毒素和代谢废物因此得以排出。

同时，深呼吸会将更多的氧气送到血液中，同时肠道里的营养物质也作为能量被消耗了，人也就不容易发胖了。

因此，通过呼吸调节自主神经系统可以同时调节"氧气"（来自肺）和"营养物质"（来自肠道）这两方面，让身体可以高效地消耗能量。

当身体变得健康时，肥胖问题也自然会离你而去。认识到这一点，通过健康的方式来减肥吧。在第5章中，我们也会提供一系列改善肠道环境的饮食建议，敬请参考。

第 **4** 章

强健肺功能的
肺活力训练法

肺活力训练的效果和方法

锻炼肺活力可以强化肺部周围的呼吸肌群（见下页），是一项有助于深呼吸的训练。

并不需要限定在某个时间段，在任何时候都可以进行（不过最好避开饭后的30分钟内）。

在身体能接受的范围内，建议每天做1到3组。

肺活力训练过程中的呼吸方法

从本书第135页开始，将会介绍11种锻炼呼吸肌群的训练方法。首先要掌握基本的呼吸方法，再进行训练。

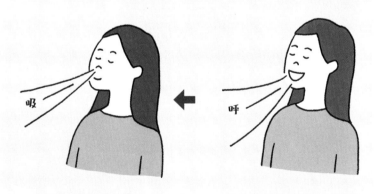

1. 保持放松状态，在3~4秒内用鼻子吸气。

2. 用6~8秒的时间，从嘴巴慢慢地呼气。

通过肺活力训练来锻炼呼吸肌群

呼吸肌群是参与呼吸过程（胸式呼吸和腹式呼吸）的一系列肌肉的总称。

通过肺活力训练来锻炼以下肌肉，可以加强呼吸能力，改善肺功能。

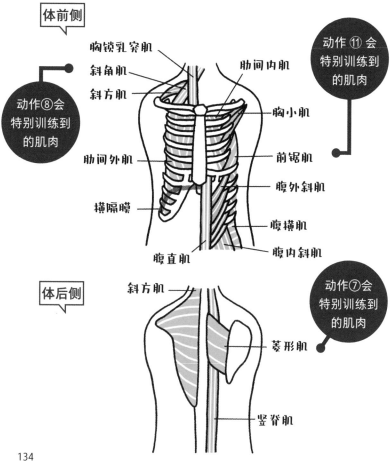

体前侧

胸锁乳突肌
斜角肌
斜方肌
肋间内肌
胸小肌
肋间外肌
前锯肌
腹外斜肌
横隔膜
腹横肌
腹直肌
腹内斜肌

动作⑧会特别训练到的肌肉

动作⑪会特别训练到的肌肉

体后侧

斜方肌
菱形肌
竖脊肌

动作⑦会特别训练到的肌肉

1. 胸廓训练

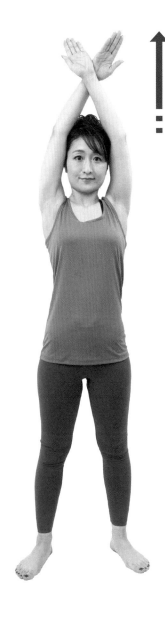

1. 身体直立，双脚分开与肩同宽。

2. 双手伸向头顶，手腕处交叉固定。

3. 一边用鼻子吸气，一边让手臂向上伸展。

1. 双手手腕保持交叉状态，一边用嘴巴缓慢呼气，
   一边让身体缓慢向右侧倾斜。

2. 接着用鼻子吸气，回到动作**1**。

3. 左侧的动作相同。

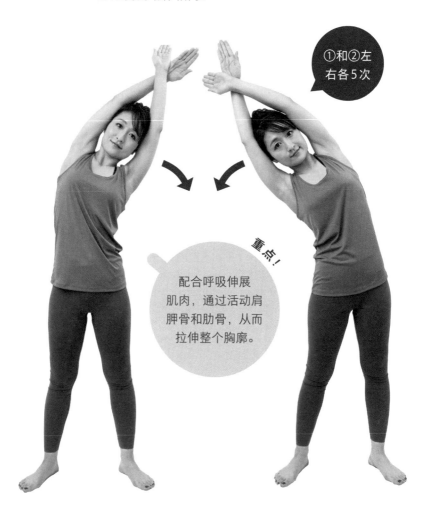

①和②左
右各5次

重点!

配合呼吸伸展
肌肉，通过活动肩
胛骨和肋骨，从而
拉伸整个胸廓。

2. 肩胛骨训练

① 1. 身体直立（也可以坐着进行），双脚分开与肩同宽。

2. 挺直背部，一边用鼻子吸气，一边张开双臂，掌心朝向身体外侧（大小臂之间的夹角是90度）。

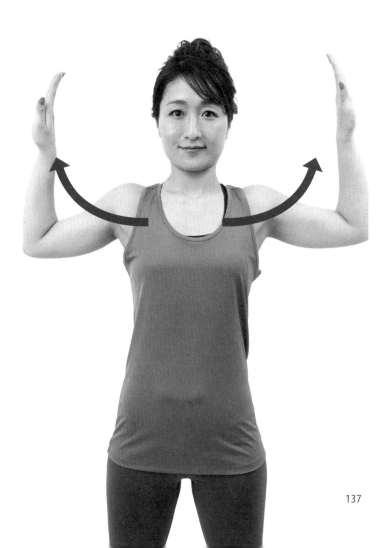

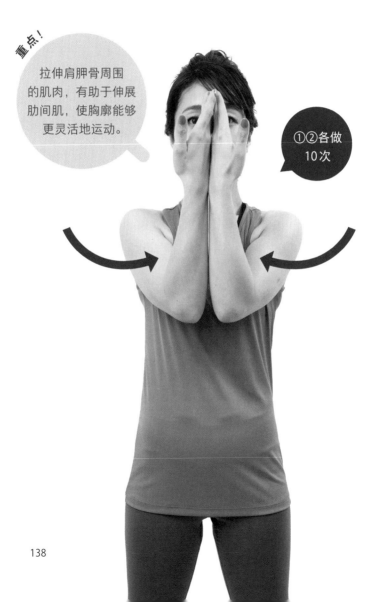

②　用嘴巴慢慢呼气，使双手手背在身体
前方合拢，大拇指朝外。

重点！

拉伸肩胛骨周围
的肌肉，有助于伸展
肋间肌，使胸廓能够
更灵活地运动。

①②各做
10次

3. 肋骨周围训练

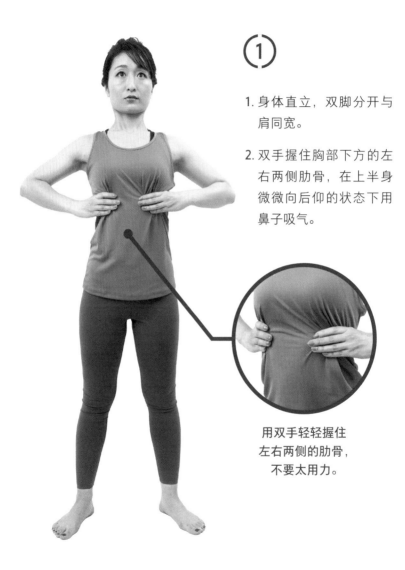

①

1. 身体直立，双脚分开与肩同宽。

2. 双手握住胸部下方的左右两侧肋骨，在上半身微微向后仰的状态下用鼻子吸气。

用双手轻轻握住左右两侧的肋骨，不要太用力。

② 双手继续握住左右肋骨，上半身稍微向前倾，同时用嘴巴慢慢呼气。

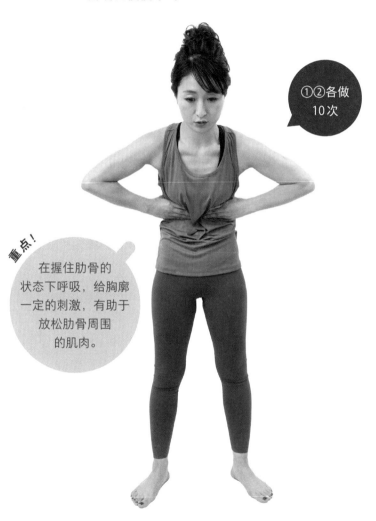

①②各做
10次

重点！

在握住肋骨的状态下呼吸，给胸廓一定的刺激，有助于放松肋骨周围的肌肉。

4. 蛙泳训练

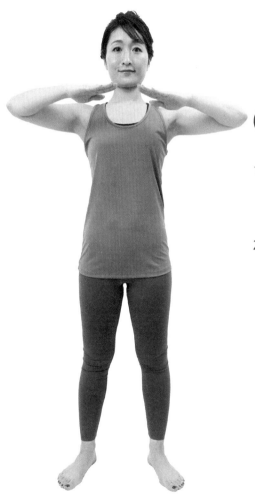

①

1. 身体直立（也可以坐着进行），双脚分开与肩同宽。

2. 弯曲手臂，与肩同高，手掌朝下，用鼻子吸气。

② 双臂向身体前侧伸直，一边用嘴慢慢呼气，一边像蛙泳姿势一样，双臂绕圈做圆周运动，最后回到前页的姿势。

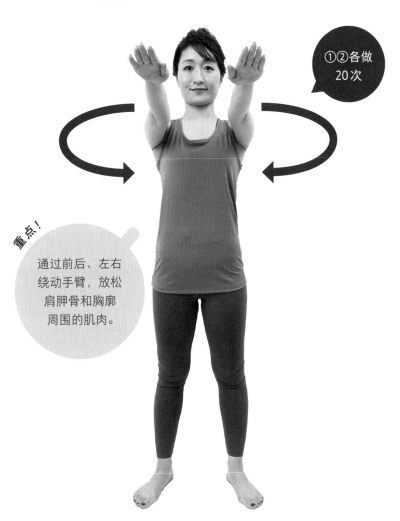

①②各做
20次

重点！

通过前后、左右绕动手臂，放松肩胛骨和胸廓周围的肌肉。

5. 胸部扭转训练

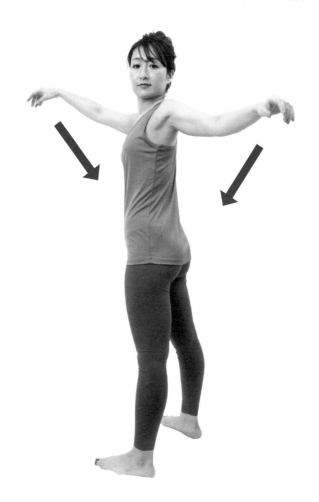

① 1. 身体直立，双脚分开与肩同宽。

2. 一边用鼻子吸气，一边右手向前伸，左手向后伸。

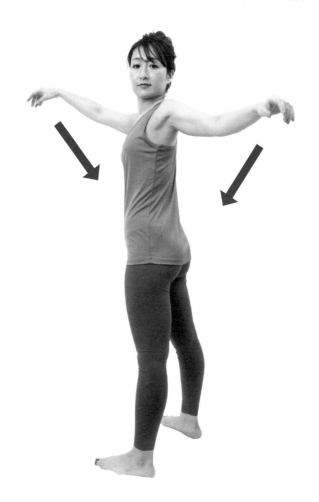

② 用嘴巴呼气，像走路一样摆动双臂，和动作1相反，左手向前伸，右手向后伸。在挥动双手的同时，左右手臂上起下落。

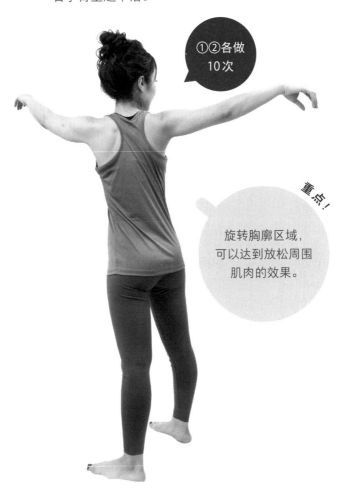

①②各做
10次

重点！

旋转胸廓区域，可以达到放松周围肌肉的效果。

6. 深呼吸训练

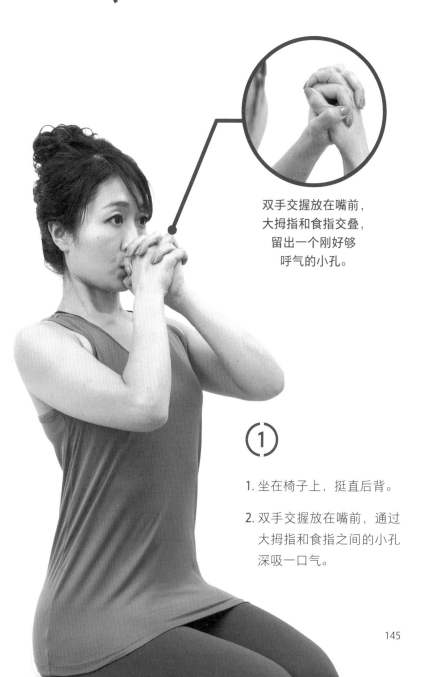

双手交握放在嘴前，
大拇指和食指交叠，
留出一个刚好够
呼气的小孔。

①

1. 坐在椅子上，挺直后背。

2. 双手交握放在嘴前，通过
   大拇指和食指之间的小孔
   深吸一口气。

向大拇指和食指围成的小孔中慢慢地吹气。

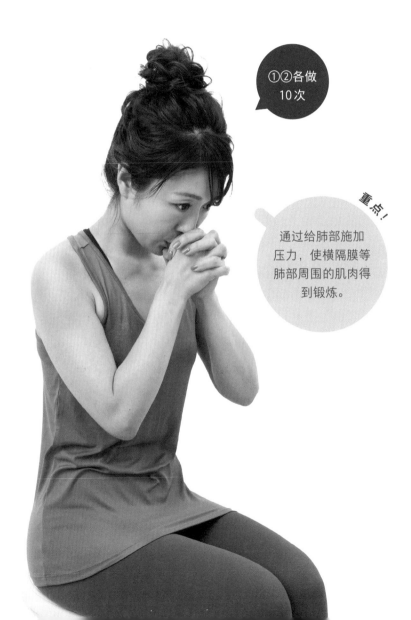

①②各做
10次

重点!

通过给肺部施加压力,使横隔膜等肺部周围的肌肉得到锻炼。

7. 菱形肌训练

1. 坐在椅子上，双手在胸前交叉，双手握住腋下附近。

2. 抬头，身体略微朝上，用鼻子吸气。

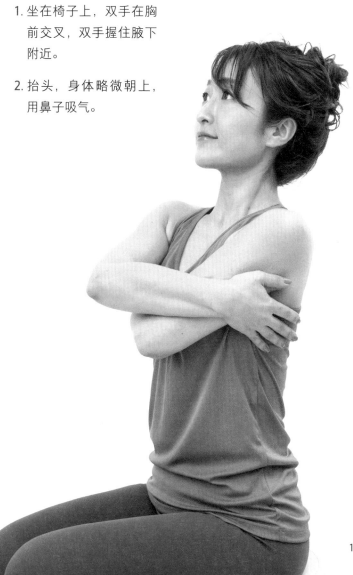

②

低头，身体略微向下，双手交叉
向后，找到抓住并牵拉肩胛骨的
感觉，同时用嘴慢慢呼气。

①②各做
10次

重点！

伸展和收缩肩胛骨，
有助于放松菱形肌
和胸廓周围的肌肉。

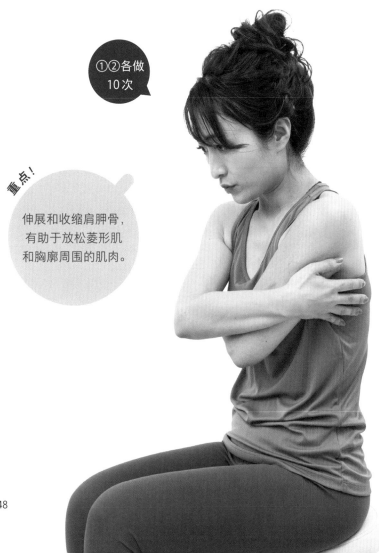

8. 后斜角肌训练

用手指按压位于颈部
侧面斜角肌群中
最靠后的后斜角肌。

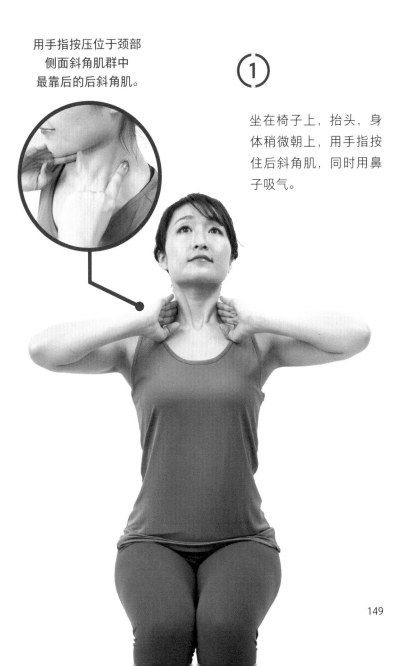

① 坐在椅子上，抬头，身体稍微朝上，用手指按住后斜角肌，同时用鼻子吸气。

② 手指持续按住后斜角肌，低头，身体稍微朝下，用嘴慢慢呼气。

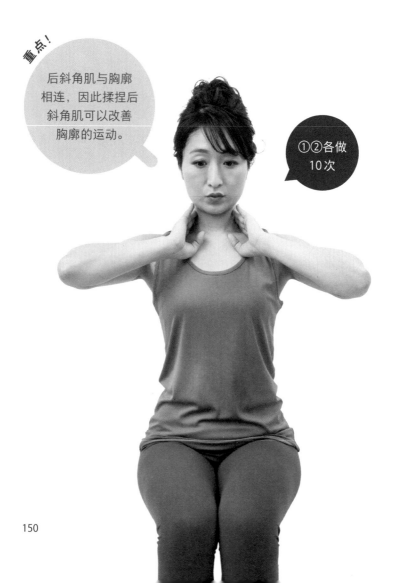

重点！

后斜角肌与胸廓相连，因此揉捏后斜角肌可以改善胸廓的运动。

①②各做10次

9. 气球训练

1. 单手拿着一个气球，坐在椅子上，上半身挺直。

2. 将另一只手放在下腹部，用鼻子吸气，让腹部膨胀起来。

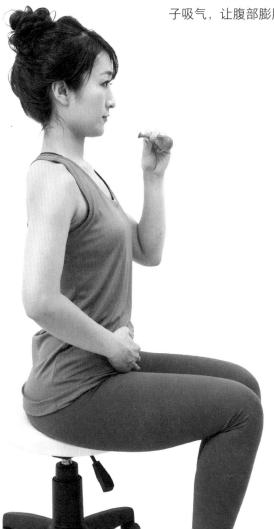

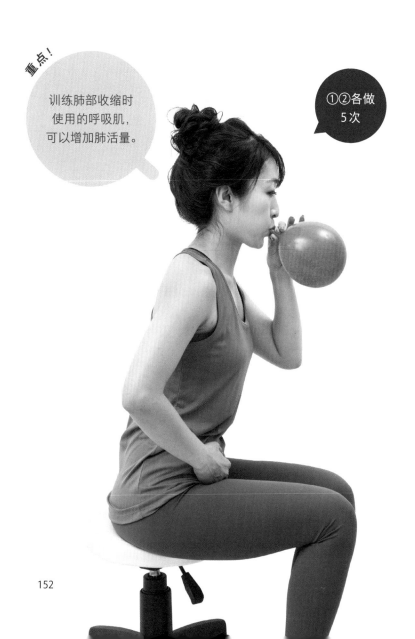

② 放在下腹部的手不动，一边集中注意力挤压腹部，
一边向气球吹气，使气球膨胀。

重点！

训练肺部收缩时
使用的呼吸肌，
可以增加肺活量。

①②各做
5次

10. 胸部叩击训练

① 身体直立（也可以坐着进行），双手轻轻握拳，叩击胸部附近。

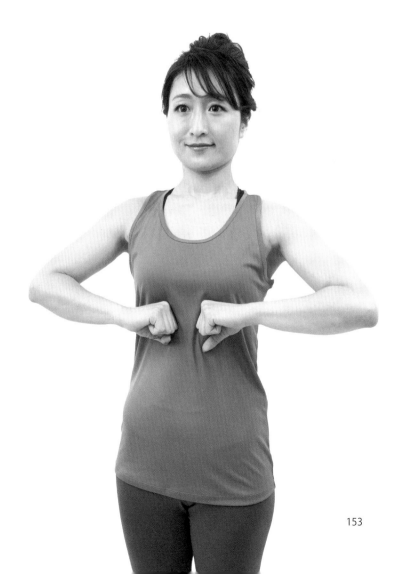

② 以同样的方式叩击背部。

重点！

敲击、按压背部
和胸部可以起到
刺激、拉伸肌肉
的效果。

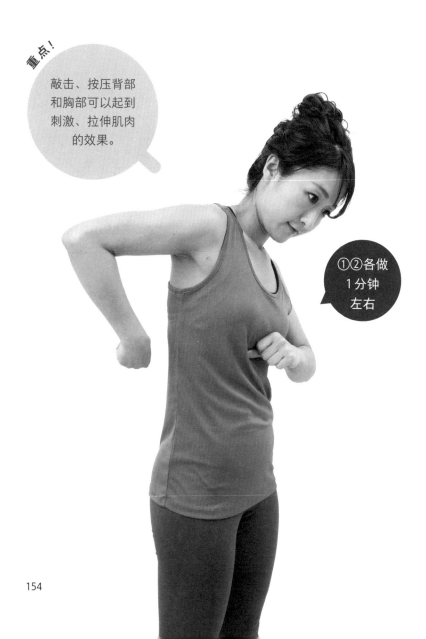

①②各做
1分钟
左右

11. 前锯肌训练

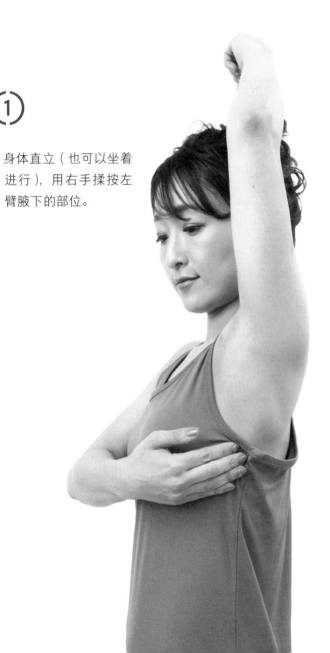

①

身体直立（也可以坐着进行），用右手揉按左臂腋下的部位。

155

② 另一侧也一样，用左手揉搓右臂腋下的部位（用对侧手来做会更加轻松）。

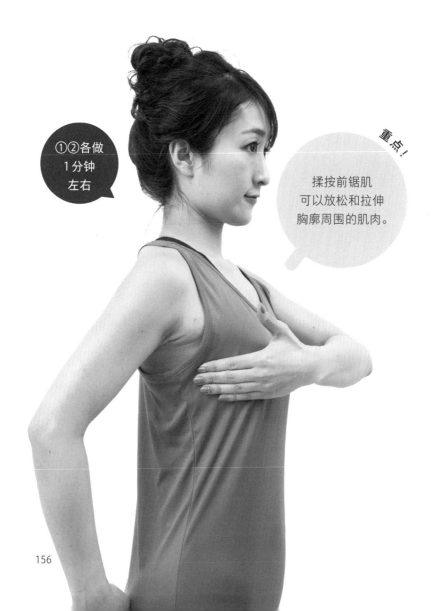

①②各做
1分钟
左右

重点！

揉按前锯肌
可以放松和拉伸
胸廓周围的肌肉。

以为期 2 周的模拟训练来验证

"肺活力训练真的提高了肺功能！"

经过 2 周的肺活力训练，
从参与者训练前后肺功能的测试结果来看，
肺活力训练确实可以提升肺功能。

几乎所有参与者都拥有了更年轻的肺

在小林弘幸医生和荣（Sakae）诊所所长末武信弘先生的指导下，4 名参与者进行了为期 2 周的肺活力训练，并分别在训练前后使用肺活量测试仪进行了肺功能测试。针对肺活量（VC）和用力肺活量（FVC）的测量结果表明，几乎所有参与者的肺活量都得到了提升，可以说他们的肺变得更年轻了。因此无论年龄、性别以及是否有吸烟史，肺活力训练都能够有效改善肺功能。

测量使用的机器

肺活量测试仪

肺活量测试仪是一种用于测量肺部吸气和呼气时气量和流速的装置。通过检查肺部的通气功能，可以确定肺的年龄以及是否存在呼吸道疾病等。

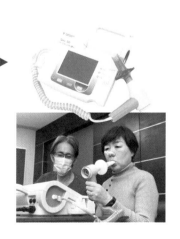

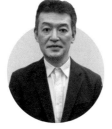

01 伊藤俊介 （52岁）

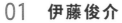
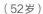

当我发现自己的肺部年龄是91岁时，开始为自己有20多年吸烟史而感到后悔。但是我没有放弃，在做了肺活力训练后，我惊讶地发现肺功能明显地改善了！在进行训练之后，我的身体非常温暖，甚至感觉冬天没有暖气也照样能生活。而且我还发现自己对抽烟失去了兴趣。此外，原本我的血压也不是很好，但自那以后竟然从150多降到了130多。训练如此有效，让我这个烟民完全不敢相信！今后我要继续锻炼肺，重新找回健康的肺部。

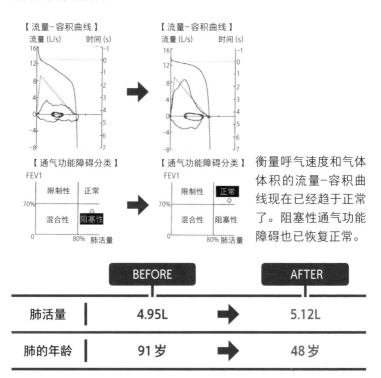

【流量-容积曲线】 流量 (L/s) 时间 (s)

【流量-容积曲线】 流量 (L/s) 时间 (s)

【通气功能障碍分类】 FEV1 限制性 正常 混合性 阻塞性 80% 肺活量

【通气功能障碍分类】 FEV1 限制性 正常 混合性 阻塞性 80% 肺活量

衡量呼气速度和气体体积的流量-容积曲线现在已经趋于正常了。阻塞性通气功能障碍也已恢复正常。

	BEFORE		AFTER
肺活量	4.95L	➡	5.12L
肺的年龄	91岁	➡	48岁

02　曾我顺一

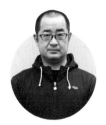

（42岁）

在30岁之前我一直很喜欢游泳，对自己的肺活量非常自信，所以当我发现自己的肺功能已经衰退时，简直不敢相信。通过肺活力训练，我开始在平时也有意识地做深呼吸，头脑也感觉更加清醒了。另外，一直以来僵硬的肩膀也变轻松了。

	BEFORE		AFTER
肺活量	4.70L	➡	4.81L
肺部年龄	62 岁	➡	57 岁

03　目黑和也

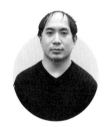

（30岁）

我没有日常锻炼的习惯，只有在通勤路上才会走走路。曾经我连上楼梯都会觉得气短，但自从开始肺活力训练后，吃完午餐我也不会再感到疲倦犯困了。因为我的支气管也不太好，所以今后想继续坚持训练。

	BEFORE		AFTER
肺活量	2.80L	➡	3.26L
肺部年龄	59 岁	➡	56 岁

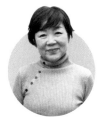

04　涌井惠美子

（69岁）

在过去的2个星期里，我开始有意识地进行缓慢的深呼吸。虽然从结果来看，肺部年龄没有改变，但肺活量确实有所提升，自己的心态也更加平静。今后我要继续锻炼肺部，毕竟随着年龄的增长，肺部退化是不可避免的。

	BEFORE		AFTER
肺活量	2.44L	➡	2.62L
肺部年龄	63岁	➡	63岁

小林弘幸医生的建议

在进行肺部训练前，男性参与者的肺部年龄都显著高于他们的实际年龄，特别是有吸烟史的人，肺功能明显较弱。然而经过训练之后，他们的肺部年龄得到了明显的改善，而且表示"感觉呼吸变得更轻松了""头脑感觉更清楚了"。而对自己的检查数值不满意的人，可能是因为第一次做测试时很紧张，所以导致数值不准确。但如果坚持做肺活力训练，一定会看到效果。

第 **5** 章

从调节肠道开始，
养成有益于自主神经
系统的生活习惯

从改善肠道和生活习惯开始调节自主神经系统

前面我们提到锻炼肺和深呼吸有助于调节自主神经系统，改善肠道环境和血流状态，给身体健康带来各种益处。

在最后一章，我们将改变视角，告诉大家如何通过肠道来调节自主神经系统，以及什么样的生活习惯有助于自主神经系统的正常运转。

自主神经系统和肠道环境关系密切、相互影响，所以如果自主神经系统得到调节，肠道环境也将改善。同样，当肠道环境有所改善，自主神经系统的功能也将得到调节。

如果我们能从三个方面——肺、肠道和生活方式——来共同调节自主神经系统，那么身体的免疫力就会越来越强。

自主神经系统的平衡很容易被暴饮暴食、过度节食、睡眠不足、生活节奏紊乱和压力等因素所破坏。首先，要自查是否有明显不利于健康的饮食习惯和生活习惯，提高健康意识非常重要。

而且，自主神经系统也与心理状态有很大关系。如果你总是感觉时间紧迫、焦虑或忙于工作，交感神经就会一直处于主导地位。

如此一来呼吸会变浅，氧气无法被输送到全身细胞，最后会降低人思考和决策的能力。

因此，想要提升工作表现，调节自主神经系统的功能是非常有效的。

▌让一切"慢下来"

首先，在面对任何事情时都要养成"从容行动"和"从容表达"的习惯。

当你有意识地放慢节奏时，能够更好地理清自己的想法，心情也会更加放松。这种放松增强了副交感神经的活跃度，既可以提升处理事情的能力，也有益于身体的健康。

接下来，我们将会围绕"饮食习惯""晨间习惯""日间习惯"和"晚间习惯"这四类能够调节自主神经系统的习惯进行讲解。

你没有必要在每件事上都强迫自己。从自己能做到的事情开始，不要过度逼迫自己。养成这个习惯也尤为重要。

自主神经系统很是敏感，越是想着"加油"或者"我必须做好"，它就越容易受到干扰。

怀着"Que sera sera（顺其自然）"的态度轻松面对才是最好的。

饮食习惯：从味噌汤开始，了解益生菌与益生元

在人的肠道内，有益菌与有害菌战斗，因此为了保持肠道健康，就要摄入有利于有益菌的食物。

有害菌的数量会随着高脂肪食物的摄入而增加，所以要尽量避免吃太多的油炸食品、快餐、零食、甜点以及肥肉等。

有利于有益菌的饮食主要可以分为两类：益生菌食物和益生元食物。

把有益菌直接送至肠道的益生菌食物

益生菌，源自英语"probiosis"一词，意思是"共生"。益生菌中的乳酸菌、双歧杆菌、酵母菌、曲霉、醋酸菌和纳豆杆菌等可以从发酵食品中提取。益生菌有助于分解食物，产生短链脂肪酸，使肠道内壁保持弱酸性，减少有害菌并激发有益菌的活性。

富含益生菌的食物包括味噌、酸奶、纳豆、酱油、奶酪、咸菜、咸鱼、鲣鱼片和泡菜等。

益生菌本身并不能在肠道内定殖。它们只是为已经存在的有益菌提供支援，因此每天都要摄入益生菌食品。另外，建议摄入多种多样的发酵食品，不要偏食，因为人与人之间存在着个体差异，不同的食物对于不同的人，效果也会不同。

成为有益菌食物的益生元

想获得益生元（prebiotics）意味着要摄入膳食纤维。"pre"的意思是"预先"，为了激发肠道有益菌的活性，就需要"预先"多吃膳食纤维。

竟然有很多人都不知道，有益菌的食物就是膳食纤维。有益菌产生的"短链脂肪酸"以膳食纤维为食物，所以要想改善肠道环境，必须同时摄入发酵食品和膳食纤维，否则就会效果不佳。

除此之外，膳食纤维还具有清除肠道内有害物质、营造适宜有益菌生存的环境的能力。

富含益生元的食材有海藻、薤头、牛蒡、秋葵、纳豆、山药、黄麻、裙带菜根和香蕉等。

用"长寿味噌汤"，轻松激发肠道活力

就调节肠道环境而言，饮食中的发酵食品和膳食纤维是不可或缺的。但是，不擅长做菜的人也许很难每天都能吃到这些食物。

因此，我们给这类人推荐"长寿味噌汤"。

所谓长寿味噌汤，是我基于多年的研究成果，针对普通味噌汤（用日本传统发酵食品"味噌酱"制作的汤）进行升级的版本，能够更好地改善肠道活力。

制作长寿味噌汤的基本食材是红味噌或白味噌、洋葱泥和苹果醋。可以先将它们在碗中混合，再放入制冰盒里冷冻，吃的时候用热水融化即可。

红味噌含有具有强抗氧化能力的类黑精，白味噌含有具有解压功效的γ-氨基丁酸（GABA），洋葱泥含有具有解毒效果的大蒜素，苹果醋含有具有排出身体多余盐分效果的钾。味噌的"发酵效果"加上这些成分共同发挥的作用，能够同时调整肠道环境和调节自主神经系统的协调。

如果在长寿味噌汤中加入其他发酵食品或膳食纤维作为配料，肠道环境就会达到更佳状态。我在拙著《医生发明的"长寿味噌汤"》中介绍了很多食谱，大家可以参考一下。

晨间习惯：沐浴阳光、喝一杯水

自主神经系统会基于人体的生物钟进行调整。从早上起床到一整个白天，交感神经的工作强度较高，而从傍晚到入夜期间副交感神经的工作强度则会较高，这是人在健康状态下自主神经系统的调节规律。

因此，早上起床时，必须重置体内的生物钟，打开交感神经系统工作的开关。

如果不能在每天早上重置生物钟，那么白天交感神经和副交感神经就会一直处于低水平状态。你可能会感觉总是发呆、提不起劲，工作效率也会下降。

其实，重置生物钟的方法很简单。

早上起床后，到阳台或户外，让全身沐浴在朝阳里吧。如果家里阳光充足，那么打开窗帘隔着窗户晒晒日光浴也完全没问题。

当清晨太阳的强烈光线射入眼睛时，眼球深处的视交叉上核部位会产生反应，生物钟便会被重置。

实际上，晒太阳这个看似很小的举动也同样能改善睡眠质量。

人到了晚上会犯困，是因为体内分泌了一种叫作"褪黑素"的激素。每当清晨生物钟重置时，褪黑素的生成就会停止，直到14～15个小时之后才会再次分泌。

而当我们沐浴在朝阳中时，"幸福荷尔蒙"血清素的分泌就会增加，来代替褪黑素。此时，在自主神经系统中交感神经的功能会占据主导地位，因此健康的人在白天能够保持情绪稳定，整个人也很积极。

之后，在距离起床14～15个小时后，身体又会开始分泌褪黑素，但实际上褪黑素是以血清素为原材料制造的。

也就是说，白天血清素分泌量少的人，晚上褪黑素的分泌量也会减少，因此会变得很难入睡。

只要沐浴清晨阳光，就能重置人体生物钟，调节自主神经系统一整天的变化节奏，请一定要试一试。

清晨一杯水，唤醒肠道

在清晨的日光浴后，记得早餐前先喝一杯水。

冷水、温水或热水都可以，但一定要一次喝完一整杯。

这个习惯同样非常简单但却非常有效。

当这杯水进入胃中，装满水的胃产生的重量就会刺激肠道，这是促进肠道蠕动的重要开关。其作用就是告诉肠道，早晨已经到来。当肠道蠕动更加活跃时，水分也会使肠道内的粪便更加柔软，因此还能缓解便秘。

除此之外，肠道蠕动还能激活交感神经和副交感神经，因此自主神经系统的功能也可以得到全面的提升。

在沐浴阳光后喝一杯水。将这些简单的事变成日常习惯其实很容易，不是吗？

日间习惯：轻叩疗法、长寿呼吸法

无论是在外工作还是在家里做家务，没有人能每天都过得毫无压力。

金钱烦恼、家人朋友、职场人际关系、赡养父母、孩子的未来，等等，会成为压力的因素数不胜数。

再加上现在新冠病毒感染的流行给人们带来了心理上的不安，居家办公等安排也改变了既有的生活方式，不知不觉中很多人都会感觉到压力越来越大。

压力不仅会破坏自主神经系统的协调，还会促进"皮质醇"这种激素的分泌。皮质醇分泌过剩会破坏脑细胞，容易引发抑郁症等心理问题。

但是，我们不可能完全消除外界因素带来的各种压力。所以为了不被压力所困扰，我们要调整自己的心态，也就是调节自主神经系统的功能协调，这一点非常重要。

激活副交感神经的轻叩和按压法

当你在工作和人际关系中感到压力时，可以通过轻叩和按压来稳定自主神经系统。

轻叩和按压是指用手指轻轻敲打头部和按压手腕部位来刺激特定穴位的一种放松方法。

头部存在着很多可以提高副交感神经功能的穴位。只要用双手的 10 根手指，轻叩整个头部 30 秒左右，就能调节因压力而紊乱的自主神经系统。

手腕上也有提高副交感神经功能的穴位。从手腕往胳膊肘方向数出约三根手指距离的地方，用食指和中指按压约 30 秒，对缓解烦躁不安非常有效。

白天压力大的时候，如果能够记得轻叩和按压法，多少也会发挥一点"心灵护身符"的作用。请一定要尝试一下。

通过"长寿呼吸法"同时调节自主神经系统和肠道活力

以伏案工作为主、长时间保持坐姿的人，一定要定期站起来活动活动身体。因为久坐会导致肠道蠕动的停滞。

在此，我推荐同时调整肠道环境和自主神经系统的"长寿呼吸法"。

首先，保持站姿，双手轻握住肋骨下方。

用6秒时间吐气，一边将上半身向前倾。与此同时，双手逐渐用力，给予肠道刺激。

随后，一边用鼻子吸气约3秒钟，一边向后仰，同时放松双手的力量。

将这一过程反复进行1分钟。

通过缓慢地深呼吸来调节自主神经系统，并且通过按摩肠道来激活肠道蠕动。

对于午饭后感到疲倦的人来说，这套呼吸法非常适用，可以让身心恢复活力。

调节自主神经系统的"30秒轻叩"

轻叩头部

用双手的指尖轻轻拍打，由头的前部到后部再到两侧，持续30秒。

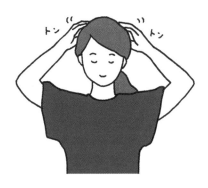

轻叩手腕

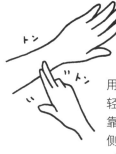

用食指和中指轻轻敲击手腕靠近肘部的一侧，位置距离手腕约三指。

调节自主神经的"长寿呼吸法"

（1）用双手轻握住肋骨的底端，上半身一边向前弯曲一边用嘴慢慢呼气，持续约6秒钟。

从鼻子吸气

从嘴巴呼气

在呼气时用手按摩肠道。

吸气时放松手部力量。

（2）保持双手不动，抬头背部后弯，用鼻子吸气3秒钟。

夜间习惯：提高睡眠质量的夜间休息方法

在夜间，养成能够提高睡眠质量的习惯非常重要。

睡眠是身体修复细胞、消除疲劳以及大脑整理记忆、调整精神状态的重要时间。如果睡眠质量不好，自主神经系统就会出现紊乱，身心机能也会下降。

日本政府厚生劳动省的调查数据显示，每5名日本人中就有1人患有慢性失眠。入睡时间久、睡到一半就醒了、睡醒之后还是觉得很累等睡眠质量不佳的情况如果持续发生，身心就无法得到充分的休养。这样一来，无论白天多么努力地调节自主神经系统，也不会有什么效果。

之所以会睡眠质量低下，是因为到了晚上交感神经仍然处于主导地位，副交感神经的功能较弱。

说到副交感神经的功能，男性从30多岁、女性从40多岁就开始走下坡路。因此从现在开始，晚上要有意识地养成提高副交感神经活跃度的习惯。

首先，请在距离入睡3小时前吃完晚饭。

交感神经负责咀嚼和吞咽，副交感神经负责消化和吸收。因为吃完饭后交感神经至少还有3个小时会占据主导地位，所以要想让副交感神经在入睡时处于优势，就最好在睡前3小时内不再进食。

如果在交感神经处于兴奋状态下入睡，睡眠中肠胃的蠕动停滞，就会导致胃胀、食欲不振、便秘等。

▌提高身体深层体温的泡澡法

接下来要讲的是泡澡的方法。理想的泡澡方式是"在39℃～40℃的热水中泡15分钟"。这样可以促进全身的血液循环，提高副交感神经的活跃度。

这样泡澡可以适当地提高身体的深层体温。这样一来，人在入睡时会感到手脚暖暖的，这是因为入睡前深层体温下降，手脚的血液循环增强，从而释放出热量。也就是说，提前泡澡来提高身体的深层体温，对顺利入睡非常重要。

如果泡澡时水温高于42℃，就会让交感神经的活跃度急剧上升。若是深层体温过高，热量积聚在体内就会让人感到难以入睡。

如果只淋浴不泡澡，副交感神经的活跃度和深层体温都不会提高，所以建议最好可以泡澡。

▍用三行日记为心灵排毒

我们也需要注意如何度过泡澡后到入睡前的时间。泡澡后，不要接触会发出蓝光的电子设备。手机、电脑、荧光灯等电子设备发出的亮光都被称为蓝光，蓝光的波长相当于白天的日光。当面对蓝光时，交感神经会变得活跃。因此建议在睡前尽量处于暖色系的光线下。

此外，也建议睡前一定要试着写一写"三行日记"。

"三行日记"是一种简洁的日记，指以"今天最失败的事""今天最感动的事""明天的目标"为内容各写一行字。

压力如果积攒在心里，对身心都非常不好。在一天结束时如果能写下内心积攒的压力和自己的心里话，给心灵排排毒，不仅能够整理思路，也能对自主神经系统进行调节。

这样一觉醒来，就又能以最好的身体状态开始全新的一天了。

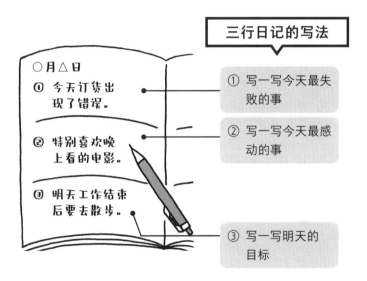

后　记

　　当我们处在流行病的威胁之中时，才能充分意识到身体健康、平安度过每一天的珍贵。

　　每当看到感染再次扩散的报道时，你是否会担心下一个感染的人就是自己？长期自我隔离的生活是否会让你感到焦躁和孤独？除此之外，个人收入的减少、对一些不遵守防疫规定的人的愤怒和怨恨，等等，给每个人的精神都带来了非常大的压力。以至于现在我最担心的并不是新冠病毒感染本身，而是人们因为过度恐惧而可能会出现的心理问题。

　　不安、焦躁、愤怒等负面情绪非常容易扰乱自主神经系统的功能。特别是在自由活动受限的情况下，如果交感神经和副交感神经的功能紊乱，身体机能就会随之逐渐衰弱。而且，肺和肠道功能的减退会进一步扰乱自主神经系统，从而形成恶性循环，导致整个身体的免疫力下降。

然而无论是谁，一个人想要控制自己的心理状态都是很难的。

正因如此，希望大家能养成每天做肺活力训练的习惯，进行自我调节。

不时出现的外出活动受限的情况，会导致我们的呼吸肌群变得僵硬。而我们所感到的不安和愤怒很可能是源于呼吸肌群的灵活性变差，不知不觉中让自己养成了浅呼吸的习惯继而影响了心情。

所以如果能养成锻炼呼吸肌群和缓慢地深呼吸这样的习惯，就会感到安心。这样一来，你也能全身心地感受到活着的幸福与喜悦。

我希望以这本书为契机，帮助大家增强肺活力，让身体拥有能够击败任何疾病的强大免疫力。

让我们一起来塑造强健的体魄，从而克服各种各样的困难吧！

小林弘幸

SAIKO NO TAICHO WO HIKIDASU CHOHAIKATSU

Copyright © 2021 Hiroyuki Kobayashi, Nobuhiro Suetake

Chinese translation rights in simplified characters arranged with Ascom inc.

through Japan UNI Agency, Inc., Tokyo

本书中文简体版权归属于银杏树下（上海）图书有限责任公司

著作权合同登记号：图字：22-2023-058

图书在版编目（CIP）数据

超级肺活力 / (日) 小林弘幸著 ; (日) 末武信宏监

修 ; 潘妹臻译. — 贵阳 : 贵州人民出版社, 2023.7

ISBN 978-7-221-17719-3

Ⅰ.①超… Ⅱ.①小… ②末… ③潘… Ⅲ.①肺—功

能 Ⅳ.①R332.2

中国国家版本馆CIP数据核字(2023)第130469号

CHAOJI FEI HUOLI

超级肺活力

[日] 小林弘幸　著　[日] 末武信宏　监修

潘妹臻　译

出 版 人：朱文迅　　　　　　　　选题策划：后浪出版公司

出版统筹：吴兴元　　　　　　　　编辑统筹：王　頔

策划编辑：王潇潇　　　　　　　　特约编辑：舒亦庭

责任编辑：蒋　莉　　　　　　　　装帧设计：柒拾叁号工作室

出版发行：贵州出版集团　贵州人民出版社

地　　址：贵阳市观山湖区会展东路SOHO办公区A座

印　　刷：河北中科印刷科技发展有限公司

经　　销：全国新华书店

版　　次：2023年7月第1版

印　　次：2023年7月第1次印刷

开　　本：880毫米×1194毫米　1/32

印　　张：5.75

字　　数：110千字

书　　号：ISBN 978-7-221-17719-3

定　　价：60.00元

后浪出版咨询(北京)有限责任公司　版权所有，侵权必究

投诉信箱：editor@hinabook.com　fawu@hinabook.com

未经许可，不得以任何方式复制或者抄袭本书部分或全部内容

本书若有印、装质量问题，请与本公司联系调换，电话010-64072833

贵州人民出版社微信